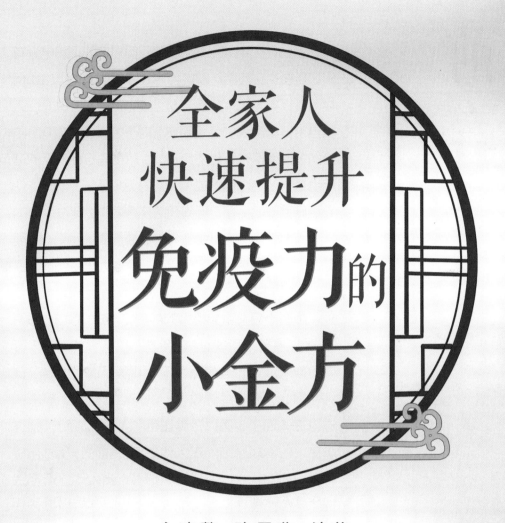

全家人快速提升免疫力的小金方

余瀛鳌　陈思燕　编著

中国中医药出版社

·北京·

前言

　　疾病与人类如影随形，而人类对它的了解十分有限，当它改头换面、以各种方式来袭时，人类该如何应对？其实无论是中医还是西医，都有一个共识：人类自带抵御疾病的免疫系统，对于绝大多数疾病，防治的关键是提升人体的免疫力。药物等各种治疗的运用也是为了刺激提高或调节自身免疫系统的功能，使之更好地守卫健康，起到预防疾病发生、促进康复的作用。人最宝贵的是生命，生命最重要的是健康，而健康的根基是免疫力。所以说，免疫力是生命的"卫士"，是人的"第一竞争力"。

　　中医十分看重免疫力的养护。"正气存内，邪不可干"，"邪之所凑，其气必虚"。人体的正气（可以看作免疫力）与病邪在不断斗争，谁强大谁就获胜。因此，要想战胜敌人，唯有让自己强大起来！这也正体现了中医"扶养正气""未病先防，既病防变"的治病原则。在人体免疫力弱时，及时补益平衡，病邪就难以造成更大伤害，当人体逐渐产生抗体，疾病往往不发生或仅表现为轻症后自愈，从而不向重症发展。

　　我国有很多扶正祛邪、增强免疫力的传统方法。其中，首推饮食调养，它优先于药物治疗，如人参、黄芪、银耳、大枣、灵芝等药食两用材料，都有确切的增强及调节免疫作用。此外，还有中药、针灸、导引等方法均有一定效果。中医在预防传染病等"疫病"时，除了药膳食疗，还常用药物熏蒸、香囊、隔离等方法，有独特的防疫优势。

　　本书从中医角度出发，收集整理了增强免疫力的具体方法。以食疗方法为主，辅以汤药、艾灸、香囊等，均是有据可查、用料不繁琐、日常便于操作、简单有效的经典良方。本书针对男女老少在身体方面的不同特点、易患的疾病，分章给出了不同的调养重点和具体方法。另外，四时感冒、传染病、"疫病"是不分人群、均易感染的，所以，专设一章讲解预防及轻症调养的方法，照顾到全家人的健康。

　　"健康保卫战，胜利靠自己！"学会提升免疫力的好方法，就是给自己加油，让自己更强大。愿本书能给您和家人带去健康和平安。

编者

2020年2月于北京

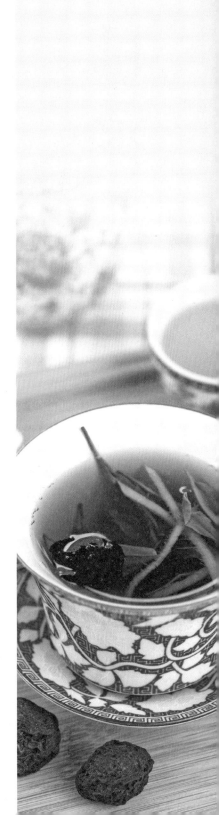

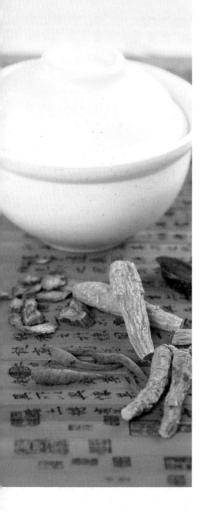

目录

壹 免疫力是人体的天然防线

不是敌人太强大，而是自己太脆弱，增强免疫就是让自己强大起来。

饮食均衡，这些营养要保证

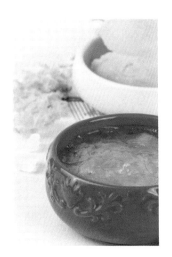

日常食疗，增强免疫的天然材料

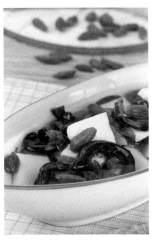

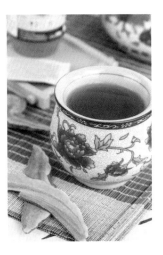

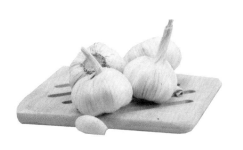

贰 全家人防感冒的小金方

全家提升免疫力，预防普通感冒及流感。

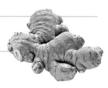

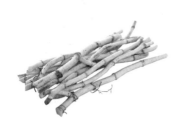

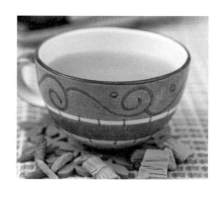

叁 男人增强免疫的小金方

男人重在缓解疲劳，补充精力，调理脾胃，养护肝胆。

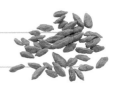

肆 女人增强免疫的小金方

女人重在补血调经，健美瘦身，调好心神，安养孕产。

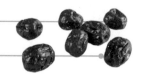

伍 老人增强免疫的小金方

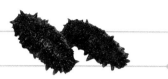

老人重在抗衰老，抗种瘤，抗感染。

陆 儿童增强免疫的小金方

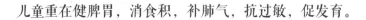

儿童重在健脾胃，消食积，补肺气，抗过敏，促发育。

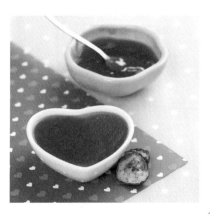

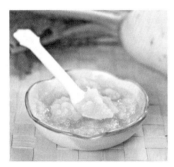
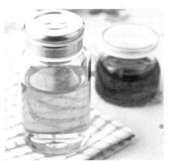
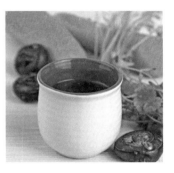
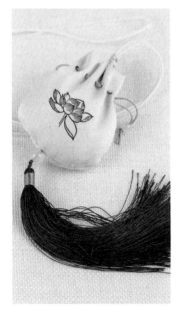

 附录 中医防疫小金方

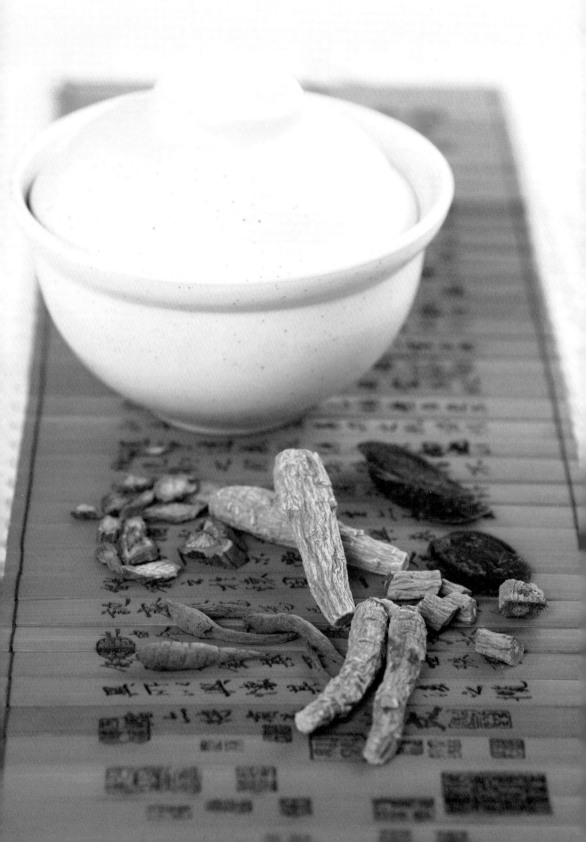

壹

免疫力是人体的天然防线

不是敌人太强大，而是自己太脆弱，增强免疫就是让自己强大起来。

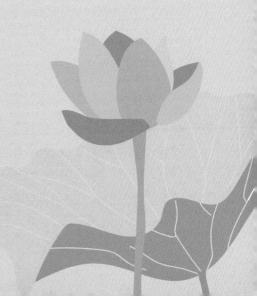

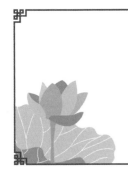

人体自备"金钟罩铁布衫"

什么是免疫力

免疫力是人体自身的防御机制，是人体识别和排除"异己"的一种生理反应。

人体内执行这一功能的是免疫系统，它可以识别和消灭外来侵入的任何异物（病毒、细菌等），处理衰老、损伤、死亡、变性的自身细胞以及识别和处理体内突变细胞和病毒感染细胞。

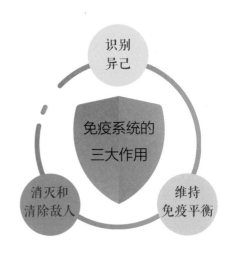

识别异己

免疫系统的三大作用

消灭和清除敌人

维持免疫平衡

免疫力是人类进化过程的产物。它使人体可以适应外界环境的变化，及时防御外邪入侵，修复自身损伤。可以说，免疫力是人体自备的一件"金钟罩铁布衫"，随时保护着我们。

免疫力可分为先天性免疫和特异性免疫。

先天性免疫是人一生下来就有的。如猪瘟在猪群中传播很快，但人类不会感染发病。

先天性免疫

特异性免疫

特异性免疫又称获得性免疫或适应性免疫，是一种通过与特定病原体接触后，产生能识别并针对特定病原体启动的免疫反应。如得过伤寒病的人对伤寒杆菌有持久的免疫力。

内部敌人

 外来病毒

外部敌人

衰老、损伤、死亡及变性的自身细胞

 外来细菌

被病毒感染的细胞

淋巴细胞

其他外来病原微生物、异体细胞

体内突变细胞、癌细胞

巨噬细胞

免疫战士

白细胞

红细胞

产生抗体（即免疫球蛋白）、淋巴因子等免疫分子来发挥免疫作用

吞噬异物及异常细胞，产生干扰素、白细胞介素等免疫分子，抗病毒，抗肿瘤，促进免疫反应

促进供氧，输送营养，清除体内垃圾，提高战斗力

消灭、吞噬病毒、细菌及变异细胞，抗炎症，抗病毒，抗感染，抗过敏

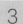

免疫力低下有什么表现

　　健全、适当的免疫功能可以抵御外界各类微生物病原体的入侵，消除身体各类炎症、感染，防止体内细胞变异，促进人体健康。当人体免疫力低下时，我们的身体就容易出现疾病或各种不适的亚健康状况。

　　看看以下这些表现，如果你也在其中，就该注意提高免疫力了。

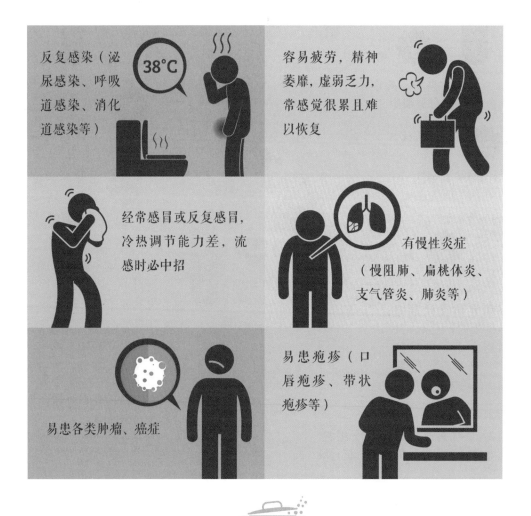

反复感染（泌尿感染、呼吸道感染、消化道感染等）

容易疲劳，精神萎靡，虚弱乏力，常感觉很累且难以恢复

经常感冒或反复感冒，冷热调节能力差，流感时必中招

有慢性炎症（慢阻肺、扁桃体炎、支气管炎、肺炎等）

易患各类肿瘤、癌症

易患疱疹（口唇疱疹、带状疱疹等）

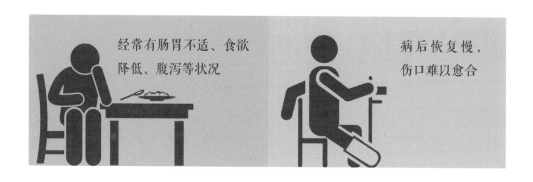

免疫力超常也不好

免疫力需要保持在一个平衡的范围内，太低了不行，太高了也不行！如果免疫力超常，可能会引发过敏反应以及自身免疫性疾病。这是由于免疫系统在识别异己时出现了问题，不分敌我，过度反应，而对自身细胞发起攻击造成的。如在患病感染的状态下免疫反应过于激烈，会导致严重的自我组织器官损伤，甚至危及生命（SARS病毒感染等引起的炎症风暴就是这种情况）。

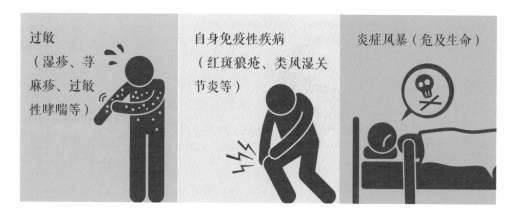

正气存内，邪不可干

"正气存内，邪不可干。"——《素问遗篇·刺法论》

当人体正气旺盛时，抗病能力就强，内外之邪难以扰乱人体而致病。

"邪之所凑，其气必虚。"——《素问·评热病论》

邪气聚集，步步侵犯而致病，人体必然正气不足或相对虚弱。

中医十分重视"正气"在疾病发生、康复过程中的作用，这也体现了中医对于健康与疾病的认识，与现代免疫学有一定程度的共识。

中医防病治病的一个基本原则就是"扶正气"，也可以理解为提高人体免疫力。在正与邪的战斗中，只要正气占优势，就能应对千变万化的内外邪气。即便是邪气一时猖獗而致病，一旦通过饮食、药物或其他治疗补足正气，改变正邪力量对比，正强邪弱时，疾病就能向好的方向转化。

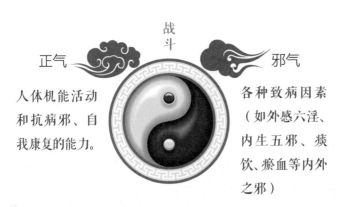

战斗

正气

人体机能活动和抗病邪、自我康复的能力。

邪气

各种致病因素（如外感六淫、内生五邪、痰饮、瘀血等内外之邪）

外感六淫：外部的风、寒、暑、湿、燥、火等不正之气。

内生五邪：内风、内寒、内湿、内燥、内火等体内产生的病理变化。

人体健康与否，取决于体内正邪力量的盛衰强弱。

防疾病重在养阳气

阳气也叫元阳，是人体物质代谢和生理功能的原动力，也可以理解为生气、生命力。人体阳气充足，则身体强壮、气血充盈、精神焕发、活力四射、充满正能量、抗病能力很强。"阳气不足百病生"，人体衰老以及疾病的发生、发展过程与阳气不足有很大关系。因此，预防疾病重在养护阳气。

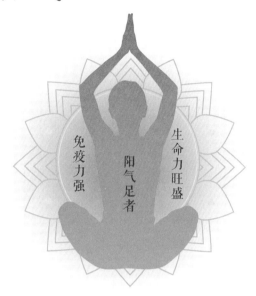

免疫力强　阳气足者　生命力旺盛

> "阳气者若天与日，失其所则折寿而不彰。"——《素问·生气通天论》
>
> 阳气像天与太阳一样，阳气不足则会影响寿命，生命功能微弱。

古人把阳气比作天与太阳，如果天上没有太阳，大地就黑暗不明，万物不能生长。所以天地运行必须有太阳，人的生命必须有阳气。

人体的阳气会随着年龄增长而日渐虚衰，尤其到了中老年，更要着重养阳气，才能增强人体的活力和抗病能力。

养护阳气的方法很多，如食用助阳食物、多晒太阳、艾灸、泡脚、增强营养、适当运动、保证睡眠等，都有助于养护阳气。

男女老少，
全家人不同的免疫特点

在免疫力上，男性是天生的弱者

男性虽然身体更强壮，但在免疫力方面，天生弱于女性，这是由基因决定的。

人有23对染色体，其中22对是男女共有的，称为常染色体。另有一对性染色体，与男女性别有关，男性为XY形，女性为XX形。X染色体上带有更多与免疫相关的基因。由于女性有两条X染色体，若一条上有不正常的突变基因，另一条还可以弥补，从而使其不显现免疫缺陷。而男性只有一条X染色体，一旦有缺陷就会呈显性发病。因此，男性患免疫缺陷或低下所致疾病（如遗传病、传染病、肿瘤、肝病、肾病、肺病等）的概率更大。

看似强大的男性其实更为脆弱，这就需要男性加强后天调养，提高饮食营养，加强锻炼，注意卫生，养成良好的生活习惯，才能弥补先天的不足。

女性调好雌激素，小心免疫过度

女性具有更强的免疫系统是一件好事，它让女性的抗病能力更强，更少感染，但因此也带来另一种烦恼，那就是免疫超常。它可能使自身细胞受到攻击，导致自身免疫性疾病，如红斑狼疮、类风湿关节炎、多发性硬化症等。据统计，此类疾病患者80%左右为女性。此外，过敏也是女性多发的与免疫超常相关疾病。

女性体内的雌激素与免疫有密不可分的关系。适量、稳定的雌激素可以提高女性免疫力，抵御疾病，延缓衰老。但如果雌激素水平过高、过低或波动，都会影响免疫力，使女性患病。如月经期前后免疫力降低，容易疲惫、感冒；妊娠易诱发或加重红斑狼疮；绝经后则雌激素的保护消失，患各类慢性炎症的概率等同于男性。

因此，女性最好的调养是保证月经顺畅，让内分泌更平稳，从而使免疫系统得以调节。

老人重补虚，防感染，抗肿瘤

老人阳气日渐虚衰，免疫力呈下降趋势，出现病理性衰老，容易患各种慢性炎症、感染、肿瘤等。因此，老年人是需要增强免疫力的重点人群。

老年人要保证高质量饮食，可添加些补益虚弱的药材，如人参、海参、灵芝、黄芪等，合理食疗对增强免疫力非常关键。配合适当的居家养护，尤重养阳气，就能让衰老来得慢一点。

儿童养好肺和肠胃，就能少生病

婴幼儿的免疫力来自母亲，断奶后疾病开始增多，这也是一个培养自身免疫力的过程，十分正常。儿童五脏还未充实，尤以肺和肠胃最易受损，一般随着年龄增长，免疫力增强，会逐渐改善。但儿童多病会影响生长发育，还是要早防早治。

男孩由于先天免疫较差，往往比女孩患病更频繁，所以"男孩难养"的说法是有道理的，父母应有所准备。

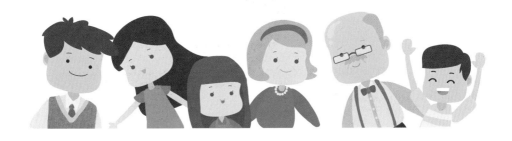

怎样增强免疫力

免疫力是吃出来的

食物是"气血生化之源"，气血充足才能提高免疫力。如果饮食上不能保证充足的能量和营养，气血失去来源，无从生化，人体就会营养不良，气血不足，变得虚弱，免疫力下降，难以与病邪战斗。

食欲旺盛、营养均衡、消化良好的人，不仅不容易得病，患病后也康复更快。如果因为疾病造成肠胃不适，吃不下饭，甚至上吐下泻，越是这样，身体越虚弱，免疫力越低，疾病就越是好不了。

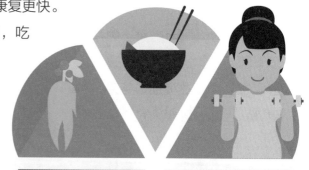
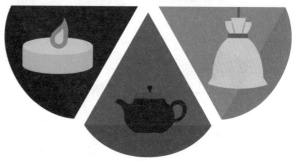

所以，中医非常看重"胃气"。一个人即便生病，只要不妨碍进食，能吃能喝，就有治愈的希望，而进食过少或不进食者，救治就十分困难了。

疲劳是免疫力第一杀手

疲劳是万病之源。体力和脑力上的过度劳累，会使身体机能出现暂时性障碍，如头昏脑胀、反应迟钝、精神萎靡、全身乏力、食欲降低、嗜睡或失眠、烦躁易激怒等，这是一种防止机体"过劳"的预警。因此，当出现疲劳现象时，应采取相应措施，及时休息调整。

如果长期过劳，甚至用吸烟、喝咖啡的方法硬撑着不休息，会极大地透支体力，损耗气血，降低免疫力。气血虚弱了，正气就会不足，邪气乘虚而入，使各类疾病都有了可乘之机。反过来，免疫力的降低又表现为容易疲劳，难以恢复。长此以往形成恶性循环，就容易诱发重大疾病。

优质睡眠是修复良药

规律作息、保证充足的睡眠是修复人体免疫系统的良药。

高质量的睡眠是一种全面休息和调整，可以调节内分泌和脏腑功能，修复受损细胞和组织，促进新陈代谢，排除体内垃圾，从而消除疲劳，增强活力，提高免疫力。

睡前半小时热水洗浴、泡足、喝杯热牛奶，都有助于提高睡眠质量。

再忙也不加班熬夜
晚上11点前上床
每天睡足6-8小时
中午能睡30分钟更好

艾灸能补阳气，祛阴寒

艾灸是补充阳气效果最好的方法。它通过燃烧艾绒，对体表经穴或患病部位进行温热刺激，由经络传导，起到通经活络、活化气血、扶正祛邪、祛湿散寒、升发阳气、增强免疫力的作用。

纯阳的艾草，加上火的热力，最善渗入阳气，祛除阴邪。所以，艾灸对阳气不足及湿寒证等特别有效。

艾灸的方法特别适合以下三种人。

体质偏寒的女性：艾灸可缓解宫寒，调理经带，预防妇科病。

阳气虚衰的老年人：艾灸可延缓衰老，改善虚弱型慢性病，预防炎症、感染及肿瘤。

外感寒湿之邪者：艾灸可快速祛寒湿，避免阴邪内侵。

阳光和运动不可少

最好的补阳法：
在阳光下运动！

经常运动锻炼可以促进气血运行，提振阳气，增强全身脏腑功能，提高免疫力。适当出汗也是一种有效的排毒减肥法，而肥胖是免疫力低下的一大因素。

一周保证3~5次、每次不少于30分钟的中等强度有氧运动即可，以不疲累为度。

晒太阳是最简易的补阳气大法，还能补充维生素 D，高效提高免疫力。如果配合运动，效果就更好了。

情绪对免疫力有很大影响

　　情绪紊乱，如孤独、焦虑、恐惧、抑郁、怨恨、愤懑等不良心理反应的刺激，均可造成机体免疫功能低下。研究发现，癌症的发生与情志不畅等精神因素有密切关系。而过敏性疾病、自身免疫性疾病等也多与紧张、焦虑等精神因素相关。

　　《素问·上古天真论》中说："恬淡虚无，真气从之，精神内守，病安从来？"这充分说明了精神因素与疾病的关系。人的身心是融为一体、相互影响的，心病了，身也会病，就是这个道理。

　　因此，在日常生活中学会放松心情、减轻压力、调节情绪、多乐少忧，免疫力自然会提高。

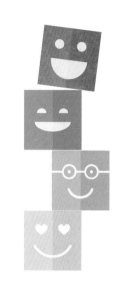

微笑也是一种免疫力！

顺应自然，调整起居

　　大自然有它的运行规律，如春生、夏长、秋收、冬藏，又如日升日落、阴阳转换。人如能顺应自然规律，就能最好地保护自己的阳气，不受伤害。若反其道而行之，恣意妄为，如夏天贪凉饮冷，冬天任意耗泄，白天睡觉，晚上熬夜，就会加快身体损耗，使免疫力下降而致病。

　　《素问·上古天真论》中还说："虚邪贼风，避之有时。"日常起居中，对于自然界的风、寒、暑、湿、燥、火等邪气，应注意躲避，加强自我保护，这也是减少外感疾病的重要原则。

饮食均衡，这些营养要保证

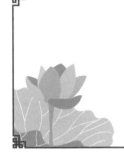

蛋白质要优质充足

营养和免疫高度相关。研究显示，蛋白质及能量缺乏，常常会导致T淋巴细胞、吞噬细胞和分泌性免疫球蛋白抗体的反应和数量发生改变，从而导致免疫力降低，感染发生率提高（老人、儿童更为明显），炎症类慢性病的发病率和死亡率均会增加。

蛋白质是构成细胞的基本物质。蛋白质不足，不仅难以支持免疫细胞的生成和运作，使人免疫力降低，还会造成气血亏虚，影响脏腑功能，使人瘦弱乏力，体重下降，青少年会发育不良，老年人则加速衰老。因此，日常

1个鸡蛋含蛋白质约7克
250毫升牛奶含蛋白质约8.5克
100克鸡肉含蛋白质23.3克
100克瘦牛肉含蛋白质20.3克
100克瘦猪肉含蛋白质16.7克

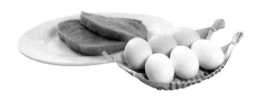

饮食中蛋白质摄入一定要充足。

补充蛋白质应以优质蛋白质为主，如动物肉类、蛋、奶、海鲜、豆类及豆制品、坚果，都是优质蛋白质的来源。

一般地讲，成年人每天摄入60～80克蛋白质，基本上就能满足需要了。

维生素有助于增强免疫

维生素在免疫中有十分重要的作用，包括维生素A、维生素C、维生素E和维生素D等，在饮食中均应注意补充。

维生素	免疫作用	食物来源
维生素A	修复上皮组织及黏膜，预防感染（尤其是呼吸道和消化道），阻止癌前期病变	猪肝、鸡肝、蛋黄、红黄色及深绿色蔬菜、水果（如胡萝卜、南瓜、西蓝花、菠菜、芒果等）
维生素C（抗坏血酸）	增强吞噬细胞、白细胞杀菌活性，抗感染，抗氧化，抗肿瘤，促进伤口修复，预防感冒	新鲜蔬菜、水果中含量丰富（如大枣、猕猴桃、柑橘、山楂、番茄、花菜、青椒、辣椒等）
维生素E（生育酚）	保护T淋巴细胞和红细胞，抗自由基氧化，抗肿瘤，抗衰老，调节体内激素平衡，保护卵巢功能	植物油、坚果（如核桃、杏仁、榛子、松子、花生、芝麻等）、瘦肉、牛奶、鸡蛋等
维生素D	调节免疫功能，当免疫力低下时可增强，当免疫力超常时可抑制，从而维持平衡	牛奶及奶制品、蛋黄、动物肝脏、三文鱼、香菇、榛蘑

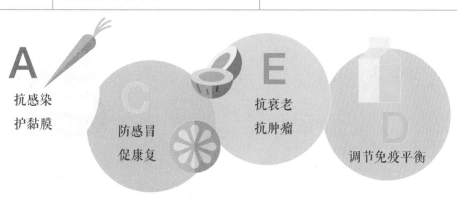

A 抗感染 护黏膜

C 防感冒 促康复

E 抗衰老 抗肿瘤

D 调节免疫平衡

微量元素起关键作用

人体的免疫功能与铁、铜、锌等微量元素有密切关系。如果人体缺乏这些元素，可引起体液性、细胞性特异免疫反应和非特异免疫功能不全。随着免疫机能的抑制及下降，机体感染和肿瘤的发生率也会升高。

微量元素	免疫作用	食物来源
铁 （Fe）	参与氧的运输和造血过程，改善贫血，增强吞噬细胞及红细胞的免疫功能，降低感染概率	猪肝、鸡肝、蛋黄、牛肉、羊肉、猪肉、鸡肉、鱼肉、虾、贝类、花生、豆类及豆制品
铜 （Cu）	对血红蛋白的形成起活化作用，促进铁的吸收和利用，有利于血液、中枢神经和免疫系统	猪肝、猪肉、蛋黄、鱼类、贝类、香菇、芝麻、木耳、黄豆、坚果等
硒 （Se）	增强人体免疫功能，抗氧化，延缓衰老，抑制肿瘤生长，有利于肝病及癌症放化疗患者	面粉、糙米、大麦、鱼、虾、海藻、动物肝、动物肾、大蒜、葱头、芦笋、胡萝卜等
锌 （Zn）	参与多种酶、蛋白质、核酸的合成，预防感冒、肺炎，抗感染，促进伤口愈合，改善儿童厌食、腹泻问题，促进生长发育	鱼类、瘦肉、动物肝脏、蛋黄、鱿鱼、牡蛎等贝类、豆类及豆制品、粗粮、核桃等

Fe
抗贫血
抗感染

Cu
促进铁的吸收

Se
延缓衰老
抗癌之王

Zn
预防感冒
儿童生长素

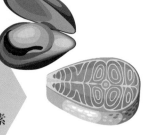

饮水的重要性

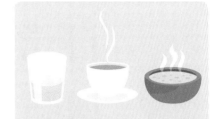

科学合理地补充水分，有助于提高人体免疫力。

喝水可以补充体液，而黏膜组织液就是体液的一种，喝水可以补充黏膜组织液，增强黏膜的免疫作用。此外，喝水还能促进排尿，让毒素加快排泄，有助于解毒、退热、消炎。

对于免疫力不佳者或在感冒等疾病流行时期，多喝水是自我保护、预防外感疾病的有效方法。如果出现了炎症、发热、感染、吐泻、多汗等症状，多喝水更是治疗和促进康复的手段之一。

正常人每天饮水量在1200~1500毫升，夏天出汗较多以及冬季暖气偏热、室内环境干燥时，要适当增加饮水量。有炎症、感染者应增加到2000~2500毫升。

喝水应未渴先饮。饮水要少量多次，养成主动喝水的习惯，别等觉得口渴了才想起喝水，这时身体已经进入缺水状态，免疫力下降了。

补水首选：白开水、淡茶水、汤饮、牛奶、果汁。

少饮刺激性饮品，以免损伤黏膜组织。

人体免疫的第一道防线是皮肤和黏膜。

皮肤可以阻挡病原体入侵，并通过汗腺和皮脂腺分泌物杀菌。

在人体呼吸道、消化道和泌尿生殖道内部都覆盖着黏膜，黏膜组织液充足时，黏膜就会保持湿润，黏膜上皮细胞分泌的抗体（免疫球蛋白）便会增多，抗病毒感染的能力也就随之提升。因此，保持黏膜液充足十分重要。

日常食疗，增强免疫的天然材料

在日常饮食中，很多材料具有天然的调节免疫功能，尤其将部分药食两用材料添加在食疗中，往往起到一般食材没有的扶正补虚作用。

补气血抗衰老抗肿瘤

黄芪、人参、当归、党参、白术、灵芝、茯苓、大枣、枸杞子、香菇、银耳、海参、山药、刺五加、五味子等，可以促进免疫细胞活性，增强抗体产生能力，从而增强免疫功能，补益气血，延缓衰老，抗肿瘤。

大蒜、葱、姜、洋葱、鱼腥草、马齿苋、金银花、乌梅等，能抑制多种细菌、病毒，增强吞噬细胞能力，抗菌消炎，抗感染，对炎症及病毒性传染病有一定防治作用。

抗病毒抗感染解毒

抗过敏抑制免疫超常

蜂蜜、甘草、大枣、当归、桃仁、薏米、木耳、胡萝卜、白萝卜、黄芩、麻黄、细辛等，能抑制免疫反应超常，有调节免疫、抗过敏、活血化瘀、祛邪解毒等作用。

黄芪

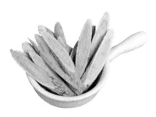

黄芪是常用补气药。它能明显增加巨噬细胞吞噬功能，促进人体产生抗体，并有一定的抑菌作用，能全面提高人体免疫力。常用于气虚乏力、食少便溏、血虚痿黄、久泻脱肛、自汗、浮肿、慢性溃疡、疮口久不愈合、慢性肝炎、肾炎等虚弱证。

黄芪除口服外，还可喷喉滴鼻，显著降低流行性感冒的发病率。

黄芪与党参合用效果更强。

人参

人参大补元气，复脉固脱，补脾益肺，生津，安神。用于体虚欲脱、肢冷脉微、脾虚食少、肺虚喘咳、津伤口渴、久病虚羸、惊悸失眠、阳痿宫冷、心力衰竭等。在日常食疗中，人参是疗补虚弱、缓解疲劳、改善贫血、强心健体的良药，适合大病初愈、久病体虚及一切气血津液不足之证者。

有实证、热证而无虚弱症状者忌用。

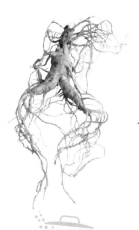

党参

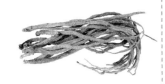

党参也叫上党人参，是益气补血的常用品，因其药力较人参平和，故在食疗中更为常用。

党参可显著增加红细胞及血红蛋白数量，增强巨噬细胞的吞噬能力，并改善肿瘤患者因化疗或放疗所致的白细胞下降。党参对改善贫血萎黄、体倦无力、食少自汗、津干口渴、久泻脱肛等十分有效。

党参与黄芪、灵芝等合用效果更好。有实邪、气滞、怒火盛者忌服。

白术

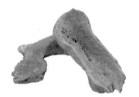

白术可健脾益气，燥湿利水，止汗，安胎。用于脾虚食少、倦怠少气、腹胀泄泻、痰饮水肿、黄疸湿痹、自汗、胎动不安等。

白术能促进巨噬细胞的吞噬功能，白细胞减少时有升白作用，且能提高淋巴细胞转化率，促进细胞免疫功能，明显增高抗体数量，并有促进造血功能、促进蛋白质合成、抗凝血、抗肿瘤、抑菌等作用，是高效增强免疫的强壮剂。

阴虚燥渴、气滞胀闷者忌服。

大枣

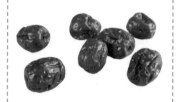

大枣补中益气，养血安神。用于血虚萎黄、脾虚食少、乏力便溏、心悸失眠等气血津液不足、营卫不和之症，尤宜贫血、肝病、肿瘤、早衰、皮肤过敏者调养。

大枣对免疫有双向调节作用。免疫力低下时可增强免疫，补虚强体，抗衰老，抗肿瘤。免疫超常时又可抑制免疫，如能抗变态反应、预防输血反应、抗皮肤过敏、降低肝病患者转氨酶水平等。

内有湿痰、积滞者不宜。

灵芝

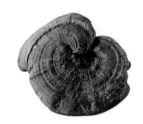

灵芝是一种免疫增强剂，可增强吞噬细胞吞噬能力，刺激干扰素产生，促进血清、肝脏及骨髓蛋白质与核酸合成，加速骨髓细胞分裂增殖，还能提高肝脏解毒功能，减轻肝脏损害，降低转氨酶，抗炎抑菌，抗氧化，抗衰老，抗肿瘤，并对放射损伤有一定防护效应。

灵芝是老年体衰者的保健良药，适合高血压、失眠、肝病、老慢支患者调养，肺癌、肝癌及放化疗患者常食也能改善不良反应，延年益寿。

香菇

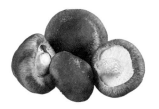

香菇多糖能提高巨噬细胞的吞噬功能，增加淋巴细胞转化率，提高抗体数量，抗氧化，抗肿瘤，抗病毒，抗肝炎，抗凝血。当免疫超常时，又能抑制超敏反应，从而起到双向调节免疫的作用。

香菇含大量的维生素D原（麦角甾醇），进入人体后转化为维生素D，对调节人体免疫平衡十分有益。正气衰弱、神疲乏力、贫血、消化不良、肝炎、肿瘤、荨麻疹等患者皆宜多食香菇。

银耳

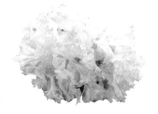

银耳是天然免疫剂和滋补强壮品。银耳多糖可显著增强腹腔巨噬细胞的吞噬能力，促进淋巴细胞增殖，并能保护黏膜组织，濡养津液而促进体液免疫。

银耳还有明确的抗肿瘤、抗放射、升高白细胞、促进造血及蛋白质合成、抗炎症、抗凝血、抗血栓、抗溃疡、抗突变、延缓衰老等作用，适合虚劳体弱、津干血虚、肺病、肝病、心血管病、糖尿病患者调养。肿瘤、术后及放化疗病人常食有益。

海参

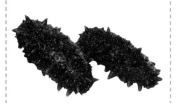

海参可补肾益精，养血润燥，老人及产后、病后精血亏损、虚弱劳怯者多食，有助于扶正补虚，预防慢性病，延年益寿。

海参富含胶原蛋白、铁、钙、锌、硒、黏多糖、海参素等营养素，可促进细胞再生和机体损伤后的修复，提高淋巴细胞的免疫活性，增强免疫力，从而起到补虚弱、抗疲劳、抗贫血、抗肿瘤、抑菌抗炎、抗辐射等作用，尤其对乳腺癌、肺结核及肺癌、血癌、肝炎及肝癌等有明显抑制作用。

枸杞子

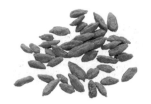

枸杞子可滋补肝肾，益精明目，常用于虚劳精亏、腰膝酸痛、眩晕耳鸣、内热消渴、血虚萎黄、目昏不明。枸杞子是抗衰老的良药，尤其适合肝肾阴虚的中老年人保健。《神农本草经》中将其列为上品，说它"久服轻身不老、耐寒暑"。

研究显示，枸杞多糖可提高巨噬细胞的吞噬功能，提高抗体和淋巴细胞数量，抑制肿瘤细胞增殖，并能减轻肝损害。肝病、肿瘤、衰老者均宜常食枸杞子。

五味子

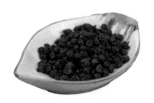

五味子是敛肺涩肠药，可收敛固涩，益气生津，补肾宁心。也是抗衰老良药，能防治和衰老有关的老年性慢性病，延缓衰老过程。

五味子对肝脏有保护作用，能明显促进肝糖原的生成及蛋白质合成，减轻肝损伤，抑制肝中毒，并有抗溃疡、抗过敏、调节人体代谢等作用，现代常用于无黄疸型传染性肝炎、急性肠道感染、肠胃溃疡、糖尿病等。

外有表邪、内有实热者忌服。

蜂蜜

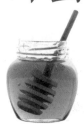

蜂蜜可补中润燥，解毒止痛，既有补益作用，又是提高免疫力的良药。《本草纲目》说它"和营卫，润脏腑，通三焦，调脾胃"。

蜂蜜除了能调补气血不足、贫血体虚之外，还能有效保护皮肤及黏膜组织，濡养体液，促进黏膜免疫，起到抗溃疡、抗过敏、抑菌解毒、防止感染等作用，有助于防治肠胃溃疡、皮肤过敏及疮癣、鼻炎、细菌性痢疾、肺结核、肝病等。

痰湿内蕴、中满痞胀及腹泻者忌服。

生姜

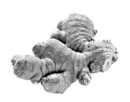

生姜可解表散寒，化痰止咳，主要为发散风寒，多用于感冒轻症，煎汤（或加红糖）趁热服用，往往能得汗而解，也可用作预防感冒药物。

生姜还能温中止呕，被称为"止呕圣药"，对胃寒呕吐十分见效，也可用于四时感冒所致的呕吐不下食。生姜还是日常饮食中解鱼蟹毒、鸟兽肉毒的解毒品。此外，生姜还常用于肠胃溃疡、细菌性痢疾等，起到抗菌、祛邪、解毒的免疫作用。

阴虚内热者忌服。

大蒜

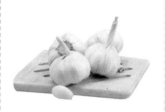

大蒜是天然杀菌剂，有除风、解毒、杀虫之功。其所含的植物杀菌素可抑制细菌，抗感染。用于防治肺结核、肺炎、百日咳、流行性乙脑、白喉、细菌性痢疾、蛲虫病、黄疸型传染性肝炎、伤寒、皮肤真菌感染、化脓性软组织感染、霉菌感染、滴虫性阴道炎等。在流感期间，用大蒜汁滴鼻子，可以预防流行性感冒。大蒜作为常用调料，还能消除肠胃积滞，解鱼蟹肉之毒。

大蒜还有抗氧化、抗肿瘤作用。

大葱

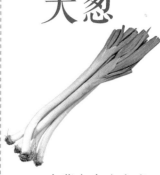

大葱也含有丰富的植物杀菌素，其杀菌作用与大蒜类似。其中，葱白功效强于葱茎，可辛温解表，通阳散寒，解毒消炎，散瘀消肿。如有风寒感冒轻症者，用大葱（或加红糖、生姜）煎水，趁热服下，盖被出汗即愈。未病者可起到预防作用。

大葱还适合头痛、鼻炎、急性胃肠炎、乳腺炎、小便不利、大便不通、痈疖肿毒、小儿蛔虫者食疗调养。作为烹调的必备调料，大葱还能解肉类毒素。

当归

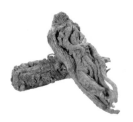

当归是女性养血调经的圣药，可补血活血，调经止痛，用于贫血及月经不调。一方面，当归可作为补血药，用于因贫血而造成免疫力下降，另一方面，也可以通过调节内分泌来抑制免疫过度，对月经紊乱及过敏、顽癣、类风湿关节炎等自身免疫疾病有防治效果，尤宜女性保健。当归还有保肝、抗肿瘤、抗辐射、抗菌消炎、镇痛、抗血栓等作用。

湿阻中满、大便溏泄者及孕妇慎服。

乌梅

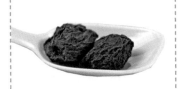

乌梅是防治肠道传染病、杀肠虫的良药，常用于细菌性痢疾及肠道虫症。

乌梅中所含的酸性物质对多种致病菌有抑制作用，如痢疾杆菌、大肠杆菌、伤寒杆菌、百日咳杆菌、脑膜炎双球菌、结核杆菌、致病性真菌等，可明显增强免疫功能。在肺病及肠道传染病流行期间，常含食乌梅或泡水饮，能起到预防疾病的作用。乌梅还对子宫颈癌细胞有抑制作用。

有实邪者忌服。

甘草

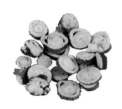

甘草是清热解毒药，对白喉毒素、破伤风毒素有较强的解毒作用，对河豚毒及蛇毒、药物毒素等也有解毒效果。

甘草不仅解毒作用强，还有抗炎、抗病毒、抗变态反应、抗过敏、修复肝脏损伤、祛痰镇咳、解热镇静等作用，适合传染性肝炎、肺结核、支气管哮喘、咽喉炎、消化道溃疡、痈疖肿毒、过敏性皮炎、湿疹、牛皮癣、带状疱疹、艾滋病患者调养。

实证、中满腹胀者忌服。

金银花

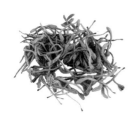

金银花也叫忍冬花，可清热解毒，凉散风热，用于风热感冒、温病初起、咽喉肿痛及热毒引起的疮痈肿毒、泻痢便血等。

金银花能促进白细胞的吞噬功能，有很强的杀菌抗炎作用，尤其对沙门氏菌、伤寒杆菌、痢疾杆菌、肺炎球菌等作用最强，外用则对某些皮肤真菌有轻度抑制作用。多用于咽喉炎、肺炎、肺结核并发呼吸道感染、急性细菌性痢疾、化脓性感染、婴幼儿腹泻、荨麻疹等。

脾胃虚寒者忌服。

鱼腥草

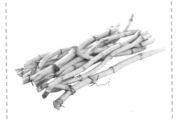

鱼腥草也叫侧耳根，可清热解毒，消痈排脓，利尿通淋，是治肺痈（肺脓肿）的要药。

鱼腥草可增强白细胞吞噬能力，有很强的抗菌、抗炎、抗病毒、抗感染作用。现代常用于肺脓肿、大叶性肺炎、病毒性肺炎、急性支气管炎、百日咳及肠炎、腹泻、尿路感染、尿频涩痛、单纯疱疹、疖痈、银屑病、乳腺炎等疾患，颇有疗效。

虚寒证及阴性外疡者忌服。

马齿苋

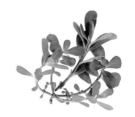

马齿苋清热利湿，凉血解毒。它含有丰富的维生素A样物质，能促进上皮细胞修复，加快溃疡愈合。其抑菌能力也很强，对大肠杆菌、痢疾杆菌、伤寒杆菌、常见致病性皮肤真菌等均有抑制作用。

常食马齿苋，可防治湿热所致的细菌性痢疾、急性胃肠炎、小便热淋、尿路感染、乳腺炎，外用可治疗疮肿毒、化脓性皮肤病、湿疹、带状疱疹、淋巴结核溃烂等。

孕妇慎用。

洋葱

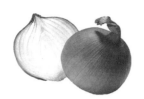

洋葱有良好的杀菌作用，对链球菌、白喉杆菌、痢疾杆菌、沙门氏菌属和大肠杆菌等有杀伤及抑制作用，妇科中可用于治疗滴虫性阴道炎。洋葱富含的葱蒜辣素能轻微刺激管道壁的分泌，故有祛痰、利尿、发汗及预防感冒的作用。洋葱还是降血压、降血脂、降血糖的良药，可用于高血压、动脉硬化、冠心病、血栓、糖尿病等。洋葱富含维生素C、硒和槲皮素，可抗氧化，抗衰老，抗肿瘤。

苹果

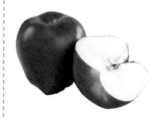

苹果可生津润肺，除烦解暑，开胃醒酒，悦心安神。《滇南本草》说苹果："味甘香，食之生津，久服轻身延年，黑发。通五脏六腑，走十二经络。调营卫而通神明，解瘟疫而止寒热。"

俗话说："一天一个苹果，医生远离我。"苹果富含抗氧化物质维生素C、花青素、柠檬酸、膳食纤维及黄酮类物质等营养素，可提高人体免疫力，愉悦心情，预防感冒，助消化，清肠道，抗衰老，抗肿瘤。

木耳

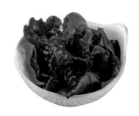

木耳有凉血止血的作用，常用于便血、尿血、崩漏、痔血、鼻血、咳血等出血证。

木耳有抗炎、抗突变、抗肿瘤、抗辐射、升高白细胞、抗衰老的功效，适合预防及辅助治疗大肠癌、胃癌、子宫颈癌、阴道癌等。

木耳还是"肠道卫士""心血管保护神"，擅长清除肠道毒素垃圾，降血压，降血脂，降血糖，抗血栓，可用于便秘、高血压、动脉硬化、冠心病、糖尿病的防治。

白萝卜

白萝卜也叫莱菔，可消积滞，化痰热，下气宽中，并有解毒作用，常用于食积胀满、痰热咳嗽、咽喉诸病，尤其擅长下浊气，通肠胃，治腹胀。

"冬吃萝卜夏吃姜，不劳医生开处方。"萝卜是防病高手，其富含维生素C、锌、芥子油、膳食纤维等物质，能促进消化和代谢，降血压，降血脂，软化血管，增强免疫，抑制癌细胞生长，对心血管病、代谢障碍、胃癌、肠癌、胆石症等均有防治作用。

胡萝卜

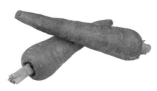

胡萝卜中的胡萝卜素含量极高，进入人体后可转化为维生素A，是养护黏膜组织、抗感染的重要物质。胡萝卜中所含的叶酸、木质素、槲皮素等能提高机体免疫力、抗癌、降压、降糖、强心，预防多种疾病。

胡萝卜可健脾化滞，有补中散邪作用。《日用本草》说它"宽中下气，散胃中邪滞"。《本草纲目》说它"下气补中，利胸膈肠胃，安五脏，令人健食，有益无损"。此外，胡萝卜温和养血，也常用于抗皮肤过敏。

西蓝花

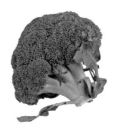

西蓝花也叫青花菜，又被称为"天赐的良药""穷人的医生"。常食有润肺止咳、清利咽喉、防癌抗癌的作用，尤其可以减少乳腺癌、直肠癌、胃癌及前列腺癌的发病率，对杀死导致胃癌的幽门螺旋菌具有神奇功效。

西蓝花是含有维生素C及类黄酮最多的食物之一，除了可以增强免疫，防止感染，还是最好的血管清理剂，能够阻止胆固醇氧化，防止血小板凝结，减少心脏病与中风的危险。

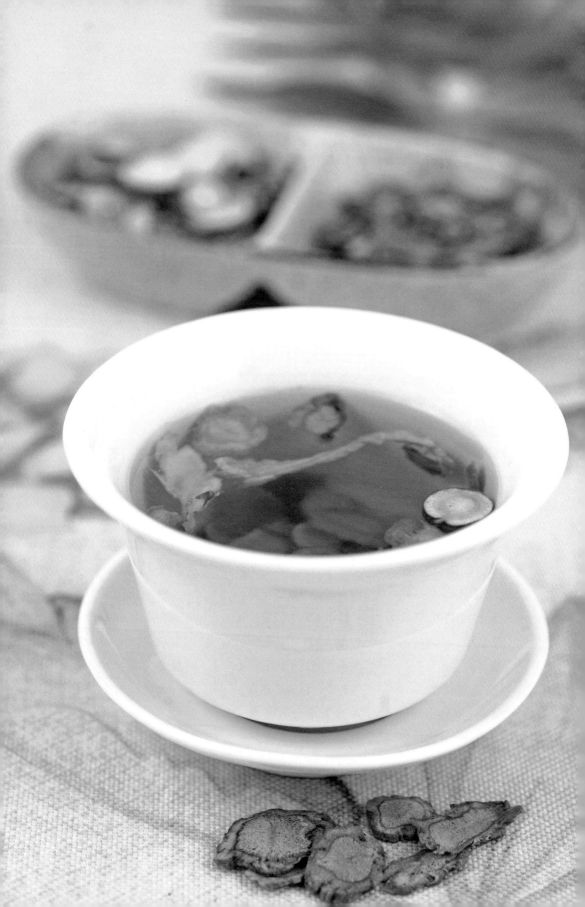

贰

全家人防感冒的小金方

全家提升免疫力，预防普通感冒及流感。

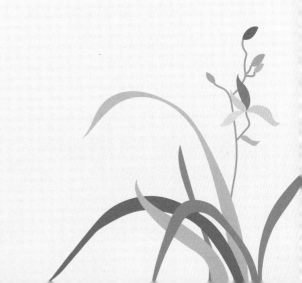

全家增强免疫，四时寒暑防邪侵

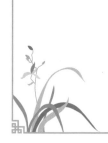

感冒不可小视

免疫力降低最明显的表现就是容易感冒。男女老少都是易感人群，往往一人得病，全家传染。所以，全家人都要注意预防感冒，尤其是老人、孩子，感冒可能会转成肺炎、上呼吸道感染，迁延不愈，小病变大病，重者甚至危及生命。

感冒是由于感受触冒风邪或时行病毒而引起的外感疾病，以恶寒发热、头身疼痛、鼻塞流涕、喷嚏咳嗽、全身不适为主要表现。四季皆可发病，冬春二季多见为风寒感冒、风热感冒或病毒性流感，夏季则多为暑湿感冒。一般人1周左右自愈，但免疫力差者可能会症状较重、病程较长、反复发作。

预防感冒这样做

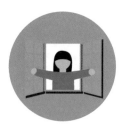

顺应四时变化，躲避风寒湿热，及时增减衣物，保证室内温度、湿度适宜，通风良好。

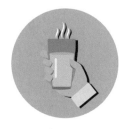

多喝热水，促进排尿和出汗，有助于排除邪毒，注意饮食均衡，适当食疗。

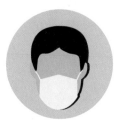

流行感冒期间，少去人群密集场所，戴口罩，勤洗手，回家用盐水漱口鼻。

感冒的主要类型

感冒类型	主要症状	防治原则	防治方法
风寒感冒	恶寒重，发热轻，无汗，鼻流清涕，鼻塞声重，头痛，肢节酸疼，喉痒，咳嗽，痰稀薄色白，舌苔薄白	辛温解表，宣肺散寒	避免受寒或顶风冒雨，冬季尤其，病后可用通宣理肺丸等成药，轻症服用姜糖水即可，预防亦可用之
风热感冒	发热重恶寒轻，有汗，鼻流浊涕，鼻塞喷嚏，头痛，咽喉疼痛，咳嗽痰稠，舌苔薄黄	辛凉解表，宣肺清热	避免汗后当风，春季尤甚，病后可用银翘解毒片（丸）、羚翘解毒片、桑菊感冒冲剂等成药
暑湿感冒	发生于夏季，面垢身热汗出，但汗出不畅，身热不扬，身重倦怠，头昏重痛，或有鼻塞流涕，咳嗽痰黄，胸闷欲呕，小便短赤，舌苔黄腻	清暑祛湿解表	躲避暑热及潮湿环境，病后可用藿香正气丸（片、水、软胶囊）等成药，预防多清凉利尿
病毒性流感（时行感冒）	呈流行性暴发，迅速流行，传染性强，感染者众多，寒战高热，全身酸痛，酸软无力，胸闷气短，或有转成肺炎的可能，症状严重甚至死亡	清热解毒	早隔离，戴口罩，讲卫生，防传染，预防可用板蓝根冲剂等成药

预防风寒感冒

葱白粥

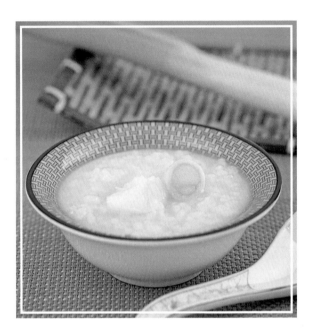

[出处]

《圣济总录》《肘后备急方》。

[功效]

通阳散寒，温中止痛，发汗解表，用于防治风寒感冒、恶寒头痛。

[材料]

葱白60克，粳米100克。

[调料]

醋、盐各适量。

[做法]

1 将葱白洗净，切段。

2 粳米淘洗干净，放入锅中，加适量水煮至粥熟，加入葱白段、醋、盐，再煮沸即成，趁热食用。

专家箴言

葱白辛温，能通阳气而散阴寒，并有杀菌作用，可预防和治疗外感风寒轻症，改善风寒感冒所致的头痛、恶寒、鼻塞、腹泻症状，热食得汗则愈。《神农本草经》说它"主伤寒寒热，出汗中风，面目肿"。《日华子本草》说它"治天行时疾，头痛热狂"。《用药心法》说它"通阳气，发散风邪"。

表虚多汗者不宜食用。

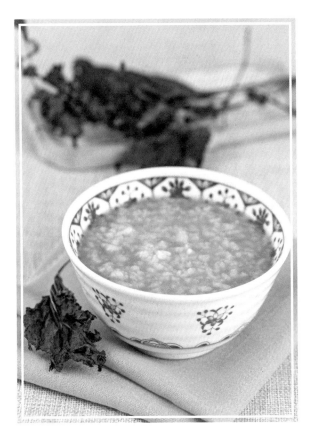

紫苏粥

[出处]

《饮食辨录》。

[功效]

发汗解表，温中和胃，用于风寒感冒、胸闷不适、咳嗽、恶心呕吐、腹胀胃痛。

[材料]

粳米100克，紫苏叶6克（鲜品15克）。

[调料]

盐适量。

[做法]

1 将紫苏叶放入锅中，加适量水，小火煮20分钟，去渣留汤。

2 汤中放入淘洗干净的粳米，煮30分钟，至粥稠时加盐调味即成。

专家箴言

　　紫苏叶辛温，能散表寒，也有一定的解热、杀菌作用，发汗力较强，可用于风寒感冒所致恶寒发热、无汗、头痛鼻塞、咳嗽者。

　　紫苏叶还有行气宽中的作用，可调理脾胃气滞、胸闷不舒、恶心呕吐等不适，尤宜风寒感冒兼有肠胃不适症状者。此粥亦可加生姜、红糖共煮。

　　《药品化义》说紫苏"专解肌发表，疗伤风伤寒及疟疾初起"。温病及气弱者忌服。

甘草干姜汤

〔出处〕

《伤寒论》《金匮要略》。

〔功效〕

温肺散寒，止咳祛痰，用于风寒感冒所致咳嗽痰稀，预防感冒转肺炎，并能缓解烦躁吐逆。

〔材料〕

炙甘草20克，炮干姜10克。

〔做法〕

1 将炙甘草和炮干姜放入锅中，加适量水煎煮，过滤去渣后取汁饮服。
2 冲泡饮服亦可。
3 每日1剂，分数次饮服或代茶频饮。

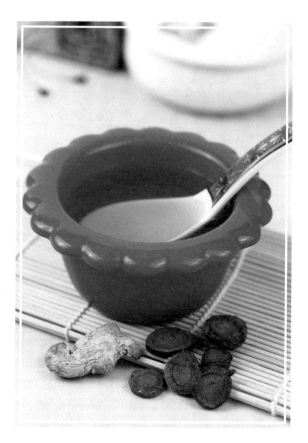

专家箴言

　　甘草止咳祛痰，抗炎，抗病毒，是解毒要药。干姜温肺散寒，可止呕吐。二者合用，能起到温肺益气、解毒消炎、调和脾胃的作用。

　　此方首见《伤寒论》，《金匮要略》也有记载，是治肺痿的名方。现代也常用于风寒感冒咳嗽、肠胃不和等。在疫病流行期间，此方可起到防疫作用，尤其对病毒性感冒转成肺炎有一定的预防效果。

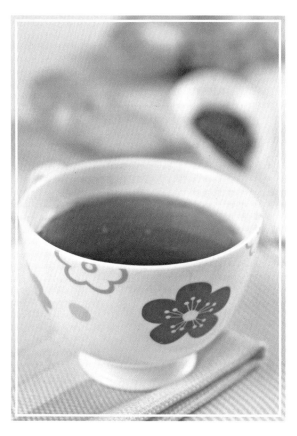

姜糖水

〔出处〕

《奇方类编》。

〔功效〕

解表，发汗，散寒，用于防治风寒感冒轻症。

〔材料〕

生姜15克。

〔调料〕

红糖15克。

〔做法〕

1 生姜切片，姜片和红糖一起放入锅中，加适量水煎煮，倒出趁热饮用。

2 也可用热水冲泡调匀，趁热饮水，连姜同食。

3 热饮后盖被取汗最佳。

专家箴言

此方是预防感冒及治疗风寒感冒轻症的常用方。生姜辛温散寒，暖胃止呕；红糖活血化瘀，暖身祛寒。二者合用，尤宜外感风寒所致的头痛发胀、全身酸痛、胃口欠佳等感冒初起轻症者。冬季寒冷时或夏季长时间待在空调房中，都容易受风寒侵袭而感冒，用此方及时祛寒防病相当有效，也可用于虚寒腹痛、吐逆不下食。

重症感冒、发热较高以及风热感冒、体质燥热者不宜饮用。

预防风热感冒

薄荷粥

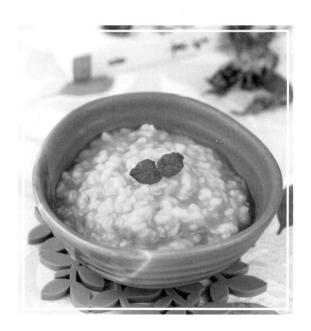

[出处]

《医余录》。

[功效]

疏风解表，清利头目，用于风热感冒所致咳嗽、头痛、发热、咽痛、目赤。

[材料]

鲜薄荷30克（或干薄荷10克），粳米60克。

[调料]

冰糖适量。

[做法]

1 用薄荷加水煎煮5分钟，去渣取汁。

2 另用水煮粳米，至粥成，加入薄荷汁和冰糖，再稍煮即可。

专家箴言

薄荷可宣散风热，清利头目，常用于风热感冒、风温初起所致头痛、身不出汗、咳嗽、咽肿、目赤、口疮、胸胁胀闷等。《本草纲目》说它"辛能发散，凉能清利，专于消风散热"。《滇南本草》说它"上清头目诸风，止头痛、眩晕、发热，去风痰，治伤风咳嗽、脑漏鼻流臭涕，退虚痨发热"。

阴虚血燥、肝阳偏亢、表虚汗多及风寒感冒者勿用。

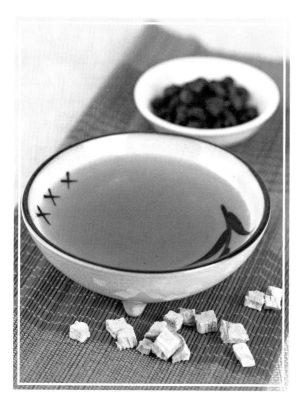

葛根豉汤

〔出处〕

《医方类聚》。

〔功效〕

解肌，发汗，退热，用于外感发热头痛、口渴烦闷，感冒初起一二日。

〔材料〕

葛根20克，淡豆豉15克。

〔做法〕

1 将葛根和淡豆豉放入锅中，加适量水，煎煮30分钟，滤渣取汤饮用。

2 每日1剂，分2次温热饮用，饮后盖被取汗为佳。

专家箴言

葛根解肌退热，发汗解毒。《名医别录》说它"疗伤寒中风头痛，解肌，发表，出汗，开腠理"。《药性论》说它"治时疾解热"。《神农本草经疏》说它为"解散阳明温病热邪主要药也"。

淡豆豉解表除烦，宣发郁热，常用于感冒、寒热头痛、烦燥胸闷等。《本草汇言》中说："淡豆豉，治天行时疾，疫疠瘟瘴之药也。"

此方发汗散热作用强，汗出则邪自去，适合感冒初起二日之内者。

重症感冒、表虚汗多者不宜。

桑菊饮

〔出处〕

《温病条辨》。

〔功效〕

辛凉解表，宣肺止咳，用于风热感冒轻症、热络伤肺、咳嗽但身不甚热、微渴，为日常保健茶。

〔材料〕

桑叶、菊花各6克。

〔调料〕

冰糖适量。

〔做法〕

1 将桑叶、菊花一起放入杯中，冲入沸水，加盖闷泡15分钟后，再加入适量冰糖饮用。

2 每日1剂，代茶频饮。

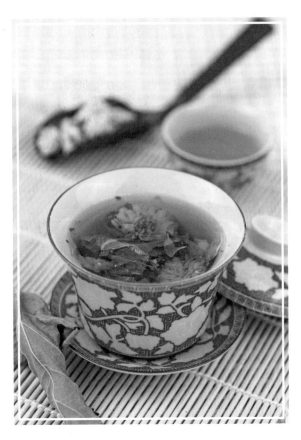

专家箴言

桑菊饮原方由桑叶、菊花、杏仁加桔梗、甘草、薄荷、连翘、苇根等多种药材泡饮而成，可疏风清热，宣肺止咳。用于风温初起、咳嗽、身热不甚、口微渴、苔薄白、脉浮数者。后在日常保健中多有简化，日常预防疾病时可用桑叶、菊花两味泡饮，都是发散风热的要药。如有轻微风热感冒、风温初起时，再加一味杏仁即可。如咳嗽、咽肿症状较重时，可再添加其他药材。

双花饮

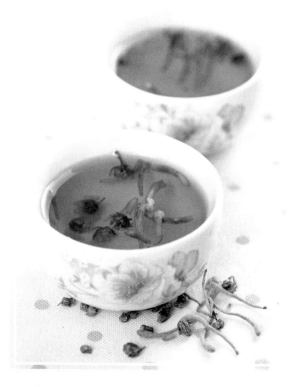

[出处]

民间验方。

[功效]

清热解毒，散风退热，用于外感风热或温病初起、咽喉肿痛。

[材料]

野菊花、金银花各5克。

[调料]

冰糖20克。

[做法]

1 将野菊花、金银花和冰糖一起放入茶壶中，冲入沸水，加盖闷泡15分钟后即可饮用。

2 每日1剂，代茶频饮。

专家箴言

　　金银花清热解毒，凉散风热，常用于风热感冒、温病发热、咽喉肿痛、痈肿疔疮等。野菊花苦寒，清热解毒之力很强，可缓解各类炎症、红肿热痛，也常用于预防感冒、脑炎、百日咳等。

　　此茶散风，解毒，退热，可用于预防风热感冒及温病初起，并有良好的抗菌消炎作用，对预防上呼吸道感染十分有效。

　　此茶苦寒，虚寒腹泻者忌用。

预防**暑湿感冒**

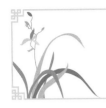

马齿苋粥

[出处]

《太平圣惠方》。

[功效]

清热解毒，凉血利湿，抗菌止痢，用于防治暑湿所致肠胃型感冒。

[材料]

马齿苋、粳米各100克。

[调料]

盐适量。

[做法]

1 将马齿苋择洗干净，切成段，焯水。

2 淘洗好的粳米加水煮粥，粥将成时放入马齿苋，加盐调味即成。

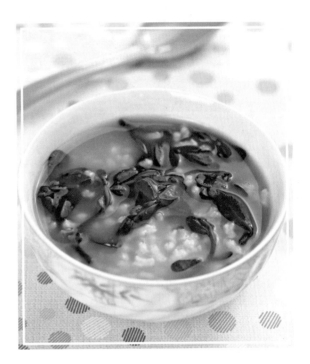

专家箴言

马齿苋可清热利湿，凉血解毒，散血消肿，并对痢疾杆菌、伤寒杆菌、金黄色葡萄球菌有明显的抑制作用，能防治暑热湿重所致的肠胃型感冒、肠炎腹泻、细菌性痢疾等。夏秋季节尤宜常食。

马齿苋性寒滑利，脾胃虚寒、肠滑便溏腹泻者及孕妇均不宜。

绿豆汤

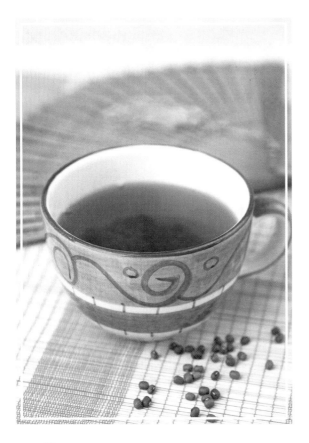

〔出处〕

《遵生八笺》。

〔功效〕

清热解毒，消暑利尿，用于暑热火盛、湿热之毒内蕴所致夏季暑湿感冒、身热烦渴、食少吐泻。

〔材料〕

绿豆50克。

〔调料〕

白糖适量。

〔做法〕

1 将绿豆洗净，放入锅中，加适量水，大火烧开，撇去浮沫，改小火，煮5分钟即成。

2 将汤倒入碗中，加白糖拌匀饮用。

专家箴言

绿豆性寒，是清热解毒、消暑利尿的常用食材，用于热毒壅盛、暑热烦渴、水肿、疮毒痈肿等。《日华子本草》说它"益气，除热毒风，厚肠胃"。《神农本草经疏》中说："绿豆，甘寒能除热下气解毒。"

绿豆汤尤宜夏季暑湿所致身热烦渴、食欲不振、呕吐泄泻者，盛夏闷热潮湿之时食用，可有效预防湿热感冒及中暑。

脾胃虚寒滑泄者不宜。

五汁饮

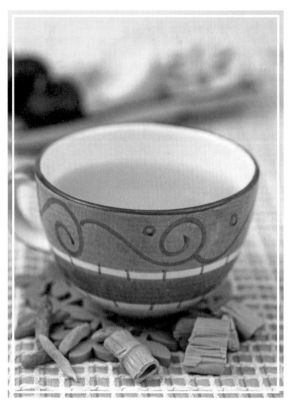

[出处]

《温病条辨》。

[功效]

甘寒清热，生津止渴，化痰止咳，利尿除湿，用于温病烦渴、肺热咳嗽、咽喉肿痛，也可防治热性感冒、肺病及咽喉疾病。

[材料]

芦根20克，麦冬15克，梨、荸荠、藕各100克。

[做法]

1 将梨、荸荠和藕分别洗净，去皮，切成丁。

2 芦根与麦冬一起入锅，加适量水煎煮，去渣，取汁150毫升，备用。

3 把梨丁、荸荠丁、藕丁一起放入打汁机中，倒入煎汁和适量水，搅打成混合汁即可饮用。

专家箴言

此方为经典的外感温热病之清热方。五种材料皆为甘寒养阴、生津润燥之品，梨、荸荠、藕着重清肺经之火热，芦根、麦冬兼清胃火，合用则清热效果相乘。

此方既能养阴生津，又能利尿除湿，可用于内热及外感咳嗽、咽喉肿痛、烦躁口渴、小便不利，并有助于预防呼吸道炎症，适合春夏秋季免疫防病，尤其是外感热性感冒、咳嗽、肺炎等。

此饮甘寒，脾胃虚寒泄泻及寒咳者不宜。

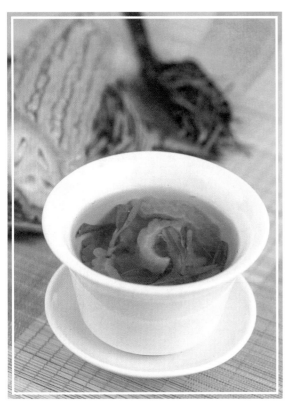

苦瓜茶

〔出处〕

《福建中草药》。

〔功效〕

清暑涤热，生津，解毒，用于预防暑湿感冒、中暑发热、口干烦渴、热毒下痢。

〔材料〕

苦瓜干10克，茶叶3克。

〔调料〕

冰糖适量。

〔做法〕

1 将苦瓜干洗净，和茶叶、冰糖一起放入碗中，冲入沸水，加盖闷泡15分钟即可饮用。

2 可多次冲泡，代茶频饮。

专家箴言

　　苦瓜可消暑，涤热，解毒，用于中暑发热、肠炎痢疾、痈肿毒疮、目赤肿痛等。《滇南本草》说它"治丹火毒气……泻六经实火，清暑，益气，止渴"。《生生编》说它"除邪热，解劳乏，清心明目"。《本草求真》说它"除热解烦。"《泉州本草》说它"主治烦热消渴引饮，风热赤眼，中暑下痢"。茶叶清热、利尿，也有一定的解热毒作用。二者合用，善解暑热，预防夏季感冒。

　　苦瓜性寒，脾胃虚寒者不宜多吃。

预防流感

玉容丹

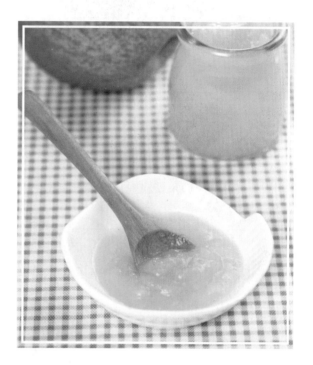

〔出处〕

《滇南本草》。

〔功效〕

增免疫，解瘟疫，止寒热，用于预防四时流行感冒。

〔材料〕

苹果1000克。

〔调料〕

白糖100克，盐水适量。

〔做法〕

1 苹果去皮、核，切小块，在盐水中浸泡15分钟。

2 锅中放入苹果和白糖，加少量水，中火煮至苹果呈透明状，压成泥，煮成有光泽的糊，趁热装入瓶中，封口保存，随时取食。

专家箴言

苹果生津液，润肺燥，除烦渴，益心气。《滇南本草》中说："苹果炖膏名玉容丹，通五脏六腑，走十二经络，调营卫而通神明，解瘟疫而止寒热。"《医林纂要》说它"止渴，除烦，解暑，去瘀"。《随息居饮食谱》说它"润肺悦心，生津开胃"。常食能生津止渴，增强免疫力，促进排毒，预防各类感冒。

凉拌鱼腥草

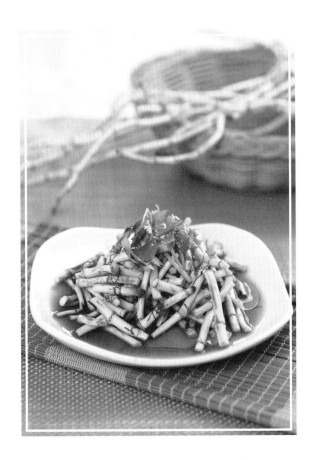

［出处］

民间验方。

［功效］

清热解毒，消肿消炎，用于
预防病毒性感冒、肺炎、呼
吸道感染。

［材料］

鱼腥草200克，香菜20克。

［调料］

生抽、白醋、辣椒油各15
克，盐、鸡精各适量。

［做法］

1 鱼腥草择洗干净，切段，
焯熟；香菜择洗干净，切
成段。

2 将鱼腥草装盘，放入所有
调味料，搅拌均匀，撒上
香菜段即成。

专家箴言

　　鱼腥草也叫侧耳根，可清热解毒，消痈
排脓，是古人治肺痈吐脓、痰热喘咳的常用
药。鱼腥草有抗菌、消炎、抗病毒、止咳祛痰、
镇痛止血、促进组织再生等作用，现代常用
于防治肺炎、急性支气管炎、上呼吸道感染、
肺脓肿等化脓性炎症。日常食用，能预防病
毒性感冒、肺炎、支气管炎等。

　　鱼腥草久食损阳气，有虚寒证者不宜。

桔梗汤

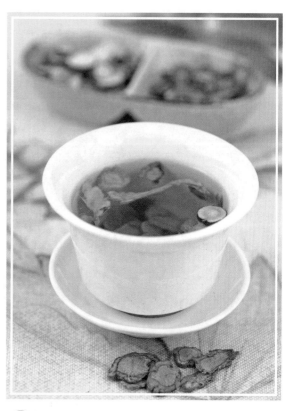

〔出处〕

《伤寒论》《千金翼方》。

〔功效〕

排脓解毒，用于预防冬季病毒性感冒、肺炎、咽喉肿痛、咳嗽痰多及肺部感染。

〔材料〕

桔梗8克，甘草6~12克。

〔做法〕

1 将桔梗和甘草一起放入杯中，以沸水冲泡，盖闷15分钟后即可饮用。

2 每日1剂，代茶频饮。（用于预防时泡饮即可，如已有肺部感染者，煎汤为佳）

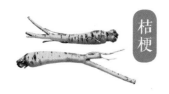

桔梗

专家箴言

桔梗可宣肺利咽，祛痰排脓。用于咳嗽痰多、胸闷不畅、咽痛音哑、肺痈吐脓等。其祛痰镇咳、抗炎作用很强，是防治肺炎、肺脓肿的良药。甘草可清热解毒，祛痰止咳，也有很好的抗菌、抗病毒作用。

此方是治肺痈（肺脓肿）的经典方，也适合预防病毒性感冒、肺炎，缓解呼吸道感染轻症，改善恶寒微热、头痛咽干、胸满或隐痛、咽喉肿痛、咳嗽痰多等症状，避免发展为重症。

高热、痰液黄稠等重症感染者忌用。

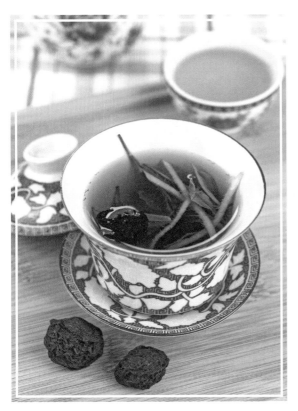

乌梅茶

〔出处〕

《梅师集验方》。

〔功效〕

清热生津，敛肺涩肠，提高免疫，用于预防病毒性感冒及细菌性痢疾等传染病。

〔材料〕

乌梅、生姜各 15 克,绿茶 3 克。

〔调料〕

红糖适量。

〔做法〕

1 将生姜切丝，与乌梅、绿茶共放盖碗中，以沸水冲泡，盖闷 15 分钟后调入红糖饮用。

2 每日 1 剂，代茶频饮。

专家箴言

　　乌梅可敛肺涩肠，生津利咽，杀虫止痢，常用于防治上呼吸道及肠道传染病。研究发现，乌梅对痢疾杆菌、大肠杆菌、伤寒杆菌、百日咳杆菌、脑膜炎双球菌、结核杆菌等多种致病菌有抑制作用，能增强人体免疫力，是天然防疫良药。

　　《梅师集验方》中说此方"治伤寒四、五日，头痛壮热，胸中烦痛"。在疫病流行期间常饮此方，可有效预防病毒性感冒、咽喉炎、肺炎、痢疾、急性肠炎等传染病。

防感冒茶

[出处]

民间验方。

[功效]

清热解毒，抗炎，抗病毒，用于预防流行性病毒感冒、肺炎及多种疫病。

[材料]

板蓝根10克，金银花、甘草各5克。

[调料]

白糖适量。

[做法]

1 将所有材料和调料一起放在保温杯中，用沸水冲泡，加盖闷15分钟即可饮用。

2 每日1剂，可多次冲泡，代茶频饮。

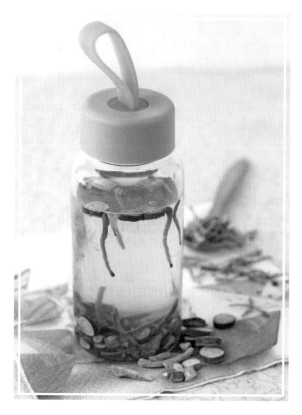

 专家箴言

　　板蓝根清热解毒，凉血利咽，常用于防治流感、肺炎、肝炎、流行性腮腺炎、咽喉炎、口腔炎、扁桃体炎、流脑、乙脑、红眼病等，是防疫良药。金银花、甘草也都有抗炎、抗病毒的作用。三者合用，解毒效果更为显著。在疫病流行期间，泡上此茶，随身携带饮用，可起到保健防疫作用。

　　板蓝根、金银花均性寒，脾胃虚寒、体虚无实火、无热毒者不宜饮用。

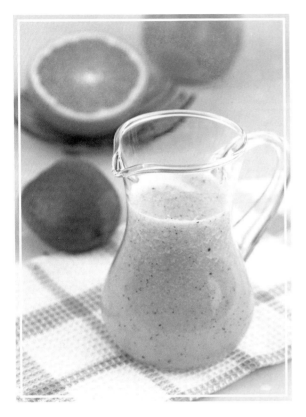

防疫果汁

[出处]

民间验方。

[功效]

补充维生素C，提高免疫力，预防热性感冒及病毒性感冒。

[材料]

猕猴桃150克，橙子70克。

[做法]

1 将猕猴桃去皮，切成小块；橙子去皮，取果肉，切碎。

2 将所有材料都放入打汁机中，加适量水，搅打成果汁，倒出饮用。

专家箴言

维生素C可增强吞噬细胞、白细胞的杀菌活性，有抗感染、预防感冒的作用。

猕猴桃和橙子均是富含维生素C的水果，二者合用可提高免疫力，预防感冒发生。维生素C不耐热，所以，水果榨汁生饮或直接生食，补充维生素C的效果最佳。除了用于预防外，如有低热、咳嗽、嗓子疼、津干口渴等轻症时，饮用此汁也可缓解。

此果汁较为寒凉，脾胃虚寒、风寒感冒者不宜多饮。怕酸者可以适当添加白糖。

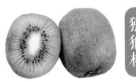

猕猴桃

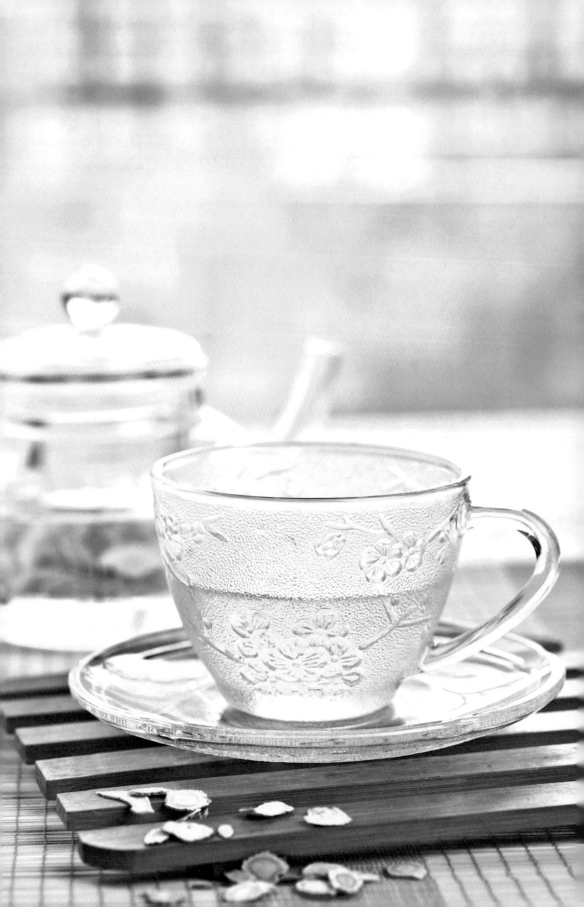

叁

男人增强免疫的小金方

男人重在缓解疲劳，补充精力，调理脾胃，养护肝胆。

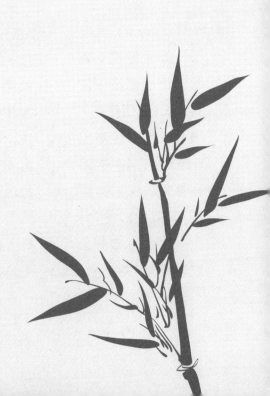

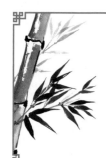

男人增强免疫，精力旺盛有干劲

"重男轻女"的疾病

男人看上去身体强壮有力，但实际上，男人的免疫系统天生比女性更脆弱，再加上男人体力消耗和精神压力更大，生活随意不节制，容易使一些青壮年男性患上大病，对社会和家庭造成极大损失，也使得男人的平均寿命普遍低于女性。有些疾病有"重男轻女"的现象，男性患病比例远高于女性，要引起男性的高度重视。

胃病

男性胃病（胃炎、胃溃疡及十二指肠溃疡、胃癌等）发生率比女性高出6倍以上，40～50岁多发。这与男性生活不规律、压力大、饮食不节制、饮酒等均有关。

大肠癌

男性大肠癌（直肠癌、结肠癌）的发生率明显高于女性，平均发病年龄为48.3岁。这可能是由于男性进食高脂肪食物较多，而摄入的纤维素较少引起的。

肝病

肝病（急慢性肝炎、脂肪肝、酒精肝、肝硬化、肝癌等）格外青睐男性，患病率均明显高于女性。这与男性免疫缺陷、饮酒、劳累、易发怒等因素有关。

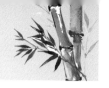

心血管病

男性心脏病、动脉硬化、冠心病等心血管病的发病时间平均比女性早10年，且心肌梗死、中风、猝死的发生率是女性的数倍。这与男性压力大、烟酒过度、肉食偏多、免疫缺陷等因素均有关。

胰腺炎

男性患急慢性胰腺炎者约为女性的2倍，20~40岁多发。这与长期过量饮酒、酒精中毒、过度荤食、代谢障碍、胆道结石梗阻及自身免疫缺陷等直接相关。

男人靠"吃"增强免疫

抗疲劳，补精气

过度疲劳是气血耗伤、免疫力下降的重要原因，也是造成心血管病、胃病、肝病、肺病、猝死的导火索，可谓"百病之源"。男性要学会给自己减压、多休息，且要重视饮食调补，多吃益气补虚、养血填精的食物以快速补充体力，缓解疲劳，养足精神。"男人靠吃"，饮食调养对男性防病格外关键。

保证脾胃和顺，排泄通肠

男性是肠胃病的高发人群。因此，在日常生活中要注意以下几点：戒烟限酒，规律饮食，不暴饮暴食，不过食肥甘油腻，注意饮食卫生。此外，加强饮食调理，使脾胃健运，肠道畅通，可有效预防胃病及肠癌。

注意养护肝胆

肝胆互为表里，往往同病同治。男性日常要注意少劳累、少暴怒、少喝酒，饮食上多补益肝血，清肝解毒，就能提高肝胆的抗病能力。

缓解疲劳添精力

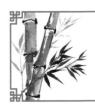

洋葱烧牛肉

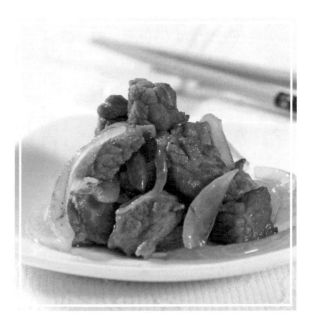

[出处]

《随园食单》。

[功效]

益气血，强筋骨，长力气，用于虚劳乏力、腰膝酸软、肌肉酸痛。

[材料]

牛里脊100克，洋葱200克。

[调料]

料酒、酱油各15克，盐、胡椒粉各适量。

[做法]

1 洋葱去皮洗净，切丝；牛里脊肉洗净，切片，用料酒、酱油抓匀，腌15分钟。

2 锅中倒油烧热，放洋葱炒香，加牛肉快炒，加胡椒粉、盐调味，炒匀后出锅。

专家箴言

牛肉富含优质蛋白质、钙和铁，可健脾胃，养气血，强筋骨，增肌肉，修复人体组织，缓解疲劳。洋葱可助阳气，消积滞，软化血管，消除肉食油腻，对预防心血管病、男性前列腺疾病也有好处。

此菜可快速补充体力，缓解疲劳，令骨骼肌肉强壮有力、精力充沛，适合体力消耗大、疲劳乏力、筋骨不健、肌肉酸胀疼痛、瘦弱者。

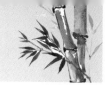

栗子炖猪肉

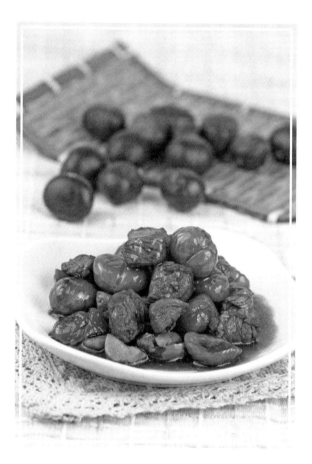

〔出处〕

民间验方。

〔功效〕

益气补虚，养血润燥，用于虚劳体倦、气短乏力、血虚精亏、腰腿不健。

〔材料〕

栗子肉60克，猪瘦肉200克，葱段、姜片各15克。

〔调料〕

酱油、盐各适量。

〔做法〕

1 猪瘦肉洗净，切块，焯水。

2 锅中倒入油烧热，下葱段、姜片炒香，放入肉块煸炒2分钟，倒入酱油上色，加水煮沸，放入栗子肉，小火炖煮1小时，加盐调味，大火收汁即可。

专家箴言

　　栗子可固肠胃，补肾气，强筋骨，常用于筋骨痿软、虚弱咳喘、反胃、泄泻。猪肉可滋阴润燥，补虚养血，适合体虚乏力、瘦弱干枯、贫血、燥渴者食用。《本经逢原》说它"精者补肝益血"。宜用精瘦猪肉，肥肉脂肪含量太高，多食易生痰。此菜尤宜劳累、瘦弱、体力消耗大、气虚乏力、腰酸腿痛者食用调养。

　　痰滞内蕴、湿热、气胀者不宜多吃。

参芪汽锅鸡

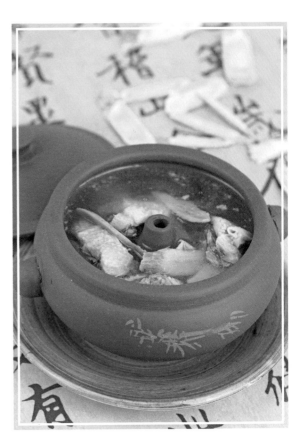

[出处]

《随园食单》。

[功效]

气血双补，全面提高免疫力，用于气虚乏力、体倦神疲、食少久泻。

[材料]

鸡250克，党参、黄芪各20克。

[调料]

料酒15克，葱段、姜片各10克，盐、胡椒粉各适量。

[做法]

1 将鸡剁成块，焯水，洗净。

2 汽锅内放入葱段、姜片、党参、黄芪铺底，码入鸡块，加适量清水及料酒、盐、胡椒粉，加盖。

3 高压锅加足水，上火烧至出汽，把汽锅坐于出汽口上，蒸约2小时即成。

专家箴言

黄芪为补药之长，最善补气虚；党参益气又补血，二者搭配，气血双补效果更佳。鸡肉健脾益气，养血生肌。

以上材料共用，更能养护脾胃，补益气血，全面提高免疫力，适合气虚乏力、劳倦过度、精力不济、血虚津干、食欲不振、久泻脱肛、瘦弱早衰、免疫力低下者。

气滞胀满、阴虚阳亢者不宜多食。

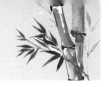

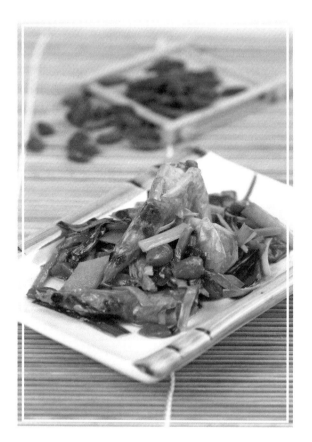

杞韭烧大虾

〔出处〕

民间验方。

〔功效〕

补肾壮阳，益精养血，用于虚劳乏力、腰膝酸软、阳痿。

〔材料〕

大虾150克，韭菜100克，枸杞子15克。

〔调料〕

姜片15克，料酒、盐各适量。

〔做法〕

1 将大虾处理干净；韭菜择洗后切段；枸杞子泡水。

2 炒锅中倒入油烧热，下姜片炒香，入大虾炒至变色，加料酒、枸杞子和泡水，中火烧5分钟，放韭菜段，大火快炒，加盐调味即成。

专家箴言

虾富含蛋白质、钙、磷、铁等，对提高免疫力有益，且能强健筋骨，补肾益精，常用于虚劳乏力、腰脚痿弱、肾虚阳痿等。韭菜兴阳起痿，温中暖下，用于肾虚阳痿、虚寒腹痛等。枸杞子"能补益精诸不足"，常用于肝肾不足、腰膝酸痛、眩晕耳鸣、血虚萎黄、目昏不明等。此菜适合阳虚精亏、神疲乏力、性功能下降、腰膝酸软者。

韭菜、大虾均为发物，阳亢、阴虚内热及有疮疡、目疾者不宜多吃。

牡蛎煎蛋

〔出处〕

民间验方。

〔功效〕

滋阴养血，益精填髓，补钙、铁、锌，全面提高免疫力，用于熬夜失眠、精力不足的脑力劳动者。

〔材料〕

牡蛎肉100克，鸡蛋2个。

〔调料〕

盐、胡椒粉各适量。

〔做法〕

1 牡蛎肉洗净，焯水，晾凉。

2 鸡蛋打入碗中，放入牡蛎肉、盐、胡椒粉，搅匀。

3 平锅倒入油，烧热，倒入牡蛎鸡蛋液，煎成牡蛎蛋饼即成。

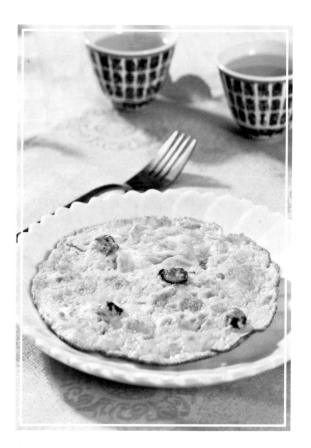

专家箴言

牡蛎肉也叫蛎黄，富含蛋白质、钙、铁和锌，能促进人体组织更新，提高男性精血质量和生殖能力，且有一定的健脑益智、安神除烦的作用。鸡蛋是优质蛋白质的代表，且富含多种微量元素，常用于气血虚弱、营养不良，并能润燥除烦。二者可用，适合熬夜劳倦、精力不足、阴虚内热、贫血头晕、烦躁失眠、用脑过度、脑力衰退者。

有痰饮、积滞者不宜多吃。

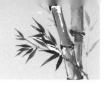

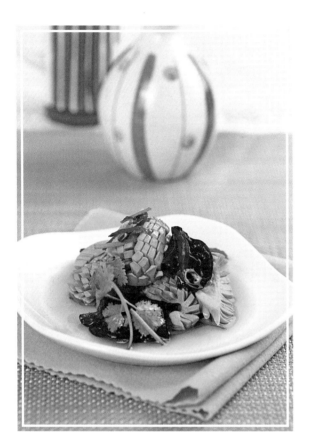

温拌腰花

[出处]

《经验方》。

[功效]

补肾阴虚，用于男人肾虚腰痛、疲惫乏力、水肿、遗精、盗汗、耳聋等。

[材料]

猪腰150克，水发木耳50克，干辣椒1个，香菜段、香葱末各少许。

[调料]

生抽、米醋各适量。

[做法]

1 将猪腰去腰臊、打花刀，洗净，焯熟；木耳洗净，焯熟；干辣椒切丝；炸成辣椒油备用。

2 腰花、木耳、香菜段都放入调配盆中，加入香葱末、辣椒油、生抽、米醋，调拌均匀即成。

专家箴言

　　猪腰即猪肾，有补肾益精的作用，常用于肾虚腰痛、身面水肿、遗精、盗汗、耳聋等。《名医别录》说它"和理肾气，通利膀胱"。《经验方》中说此方"治男子水脏虚惫，遗精盗汗"。

　　此方适合工作劳累、腰部酸痛、性功能下降、遗精、盗汗、耳聋、水肿者，肾阴虚而有内热、经常熬夜加班及房劳过度者尤宜。羊腰功效类似，亦可选用。

鸡蛋羊肉面

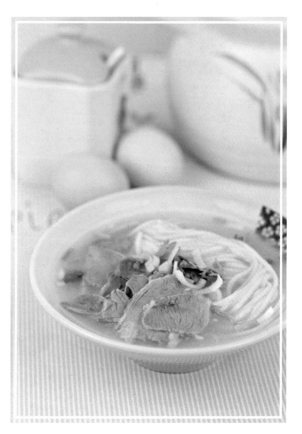

〔出处〕

《饮膳正要》。

〔功效〕

温中补虚，强健体魄，用于
虚劳瘦弱、体倦少力、血虚
体寒、食少呕逆。

〔材料〕

羊肉、面粉各150克，鸡蛋2
个，香菜末、葱花各适量。

〔调料〕

姜汁6克，料酒、盐各适量。

〔做法〕

1 将羊肉用清水煮熟，切大
  片，煮肉汤备用。

2 面粉加鸡蛋和水，和成面
  团，制成生面条。

3 锅中倒入煮肉汤烧开，下
  入生面条，将熟时放入羊
  肉片、姜汁、料酒，略
  煮，加盐调味后盛入碗
  中，撒上香菜末和葱花。

专家箴言

羊肉健脾益气，温中补虚，令人开胃
肥健、筋骨强壮。常用于虚劳羸瘦、腰膝酸
软、虚冷腹痛、食少反胃等。白面由小麦制
成，能"补虚，实人肤体，厚肠胃，强气
力。"鸡蛋可滋补强壮，养阴润燥。

此方由"羊肉索饼"稍作改良而成，常
食能快速补益气血、缓解疲劳、强壮肌肉骨
骼，让人健壮有力。

外感时邪及有内热、痰火、积滞者不宜
多吃。

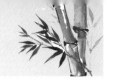

山药羊肉汤

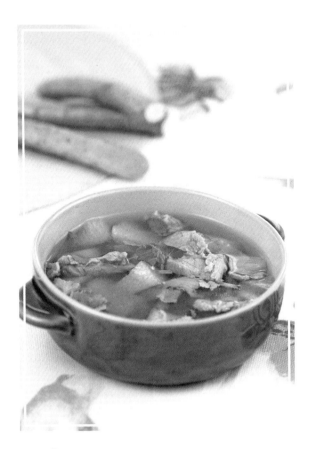

〔出处〕

《饮膳正要》。

〔功效〕

助肾阳，固精气，益气血，强腰膝，用于虚寒瘦弱、滑泻不止、倦怠乏力。

〔材料〕

羊肉500克，山药100克。

〔调料〕

料酒、淀粉各15克，香菜末20克，盐、胡椒粉各适量。

〔做法〕

1 羊肉洗净，切片，用料酒和淀粉拌匀上浆。

2 山药去皮，切块，放入锅中，加水煮15分钟，放入羊肉片滑散，煮沸时加盐、胡椒粉调味，撒上香菜末即成。

专家箴言

　　羊肉健脾益肾，温补气血，祛寒补虚。山药补肾涩精，健脾止泻。二者合用，可起到强健体魄、缓解疲劳的作用，令人气血充足，筋骨强壮，免疫力提升，适合虚劳疲惫、腰腿乏力、形寒肢冷、肾虚腰痛、虚寒泄泻、遗精者食用，寒冷季节尤宜。

　　内热火盛、湿盛中满、气滞、便秘、肥胖者均不宜多吃。

枣菇蒸鸡肉

[出处]

民间验方。

[功效]

益气养血，扶正补虚，用于气血亏虚、神疲乏力、营养不良、体弱多病。

[材料]

鸡胸肉150克，大枣50克，水发香菇30克。

[调料]

酱油、料酒、淀粉各15克，盐、清鸡汤各适量。

[做法]

1 将鸡肉切成条，用料酒、淀粉抓匀上浆；水发香菇切成丝。

2 鸡肉、香菇、大枣放入蒸碗，加入清鸡汤、酱油、盐拌匀，上蒸锅，大火蒸1小时即成。

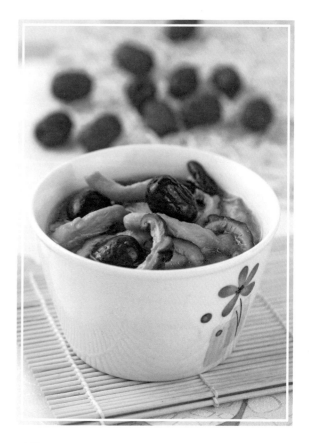

专家箴言

香菇、大枣都有健脾养胃、扶养正气、抗氧化、抗衰老、调节免疫的作用。香菇偏重益气，大枣更善补血，再搭配温养脾胃、养血生肌的鸡肉，补益气血、强身健体的效果很好。

此方适合贫血体弱、肌肉不丰、营养不良、神疲乏力、早衰多病者，对肝病、肿瘤等也有一定的预防作用。

有痰湿、积滞者不宜多吃。

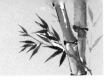

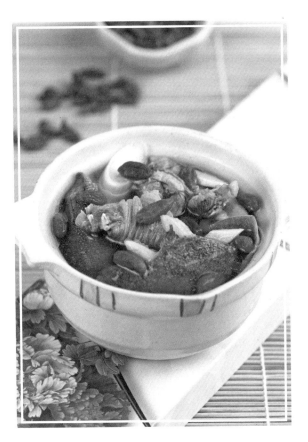

枸杞甲鱼汤

〔出处〕

《随园食单》。

〔功效〕

滋阴填精，大补虚劳，用于体虚乏力、腰膝酸软、头晕眼花、遗精、早衰。

〔材料〕

净甲鱼1只，枸杞子30克。

〔调料〕

料酒、葱段、姜片、盐各适量。

〔做法〕

1 将净甲鱼切大块，焯烫后洗净。

2 将甲鱼块放入砂锅内，加适量水，烧开后撇去浮沫，放入葱段、姜片和枸杞子、料酒和盐，小火炖煮2小时即成。

专家箴言

甲鱼是滋阴养血、大补虚劳之品，可滋肝肾之阴，清虚劳之热，适合耗伤阴血过度者调补。枸杞子滋补肝肾，益精明目。二者合用，补虚强身效果更好。如有工作过劳、房劳过度或体力消耗过大所致疲惫乏力、腰膝酸软、头晕眼花、遗精、早衰者，食用可快速恢复。

甲鱼较滋腻，脾胃阳衰、湿重、消化不良、泄泻便溏者不宜多吃。

鱼羊鲜

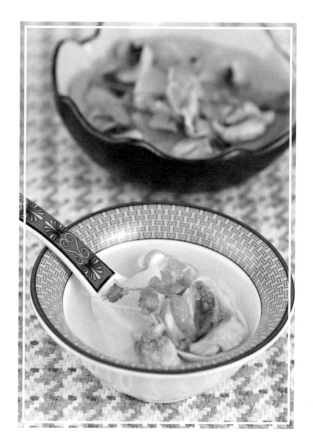

[出处]

民间验方。

[功效]

温中补虚，增强营养，用于虚劳赢瘦、免疫力低下。

[材料]

白萝卜、羊肉各150克，鲫鱼肉100克，香菜段适量。

[调料]

料酒、淀粉、盐各适量。

[做法]

1 将白萝卜去皮，切片；羊肉洗净，切片；鲫鱼肉洗净，切片后用料酒、淀粉抓匀上浆。

2 锅中倒入水烧开，放入萝卜片，小火煮10分钟，下入羊肉片和鲫鱼片，大火煮沸，撇净浮沫，加盐调味，盛入汤碗，撒上香菜段即成。

专家箴言

　　羊肉助阳气，暖脾胃，长肌肉；鲫鱼养阴血，除湿气，补体虚。二者都是高蛋白的食物，可增强营养，提高免疫力。且鱼肉与羊肉共用，可平衡羊肉的温燥，吃了不易上火。再加上理气化痰的白萝卜，能化解羊肉的肥腻，使肠胃更畅通。

　　鱼和羊组成个"鲜"字，可见此方美味鲜香，尤其适合虚劳瘦弱、免疫力低下兼有食欲不振者。

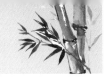

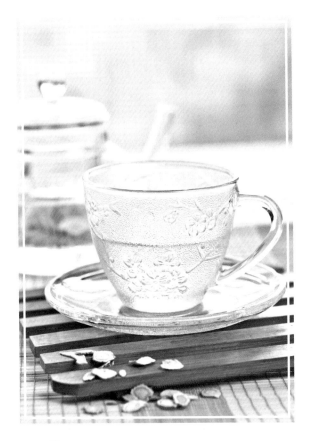

西洋参茶

[出处]

《经验方》。

[功效]

补气养阴，清热生津，用于体虚劳倦、气短乏力、精神萎靡、虚热烦渴、咳喘痰血。

[材料]

西洋参饮片6克。

[调料]

冰糖适量。

[做法]

1 将西洋参饮片和冰糖放入壶中，冲入沸水，闷泡15~20分钟即可饮用。

2 可多次冲泡，代茶频饮。

专家箴言

　　西洋参也叫洋参、花旗参，可补气养阴，清热生津，是凉补气血的佳品。《本草从新》说它"补肺降火，生津液，除烦倦。虚而有火者相宜"。《本草再新》说它"治肺火旺，咳嗽痰多，气虚咳喘，失血，劳伤，固精安神"。此方适合神疲体倦、气短乏力、口燥咽干、虚热烦倦、咳喘痰血者，尤宜加班熬夜、阴虚内热有虚火者。

　　中阳衰微、胃有寒湿者不宜多饮。

调养脾胃清肠道

豆蔻粥

〔出处〕

《圣济总录》。

〔功效〕

温中健脾，开胃消食，用于脾胃虚冷疼痛、泻痢、宿食不化、呕逆不下食。

〔材料〕

肉豆蔻5克，粳米100克。

〔调料〕

盐适量。

〔做法〕

1 将肉豆蔻捣碎，研为粉。

2 粳米淘洗干净，放入锅中，加适量水，煮30分钟，至粥稠时加入肉豆蔻粉和盐，略煮即成。

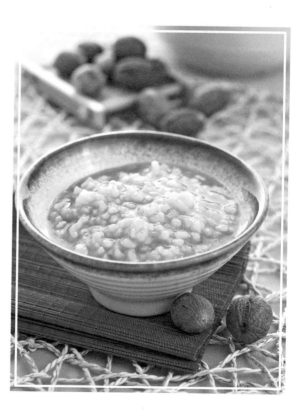

专家箴言

　肉豆蔻辛温，芳香醒脾，开胃健食，温中行气，涩肠止泻。此粥适合脾胃虚寒、食少呕吐、脘腹胀痛、稍遇寒凉就会腹泻者常食，可起到暖胃健食、预防胃病的作用。

　湿热泄痢、阴虚火旺者不宜多吃。

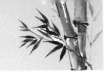

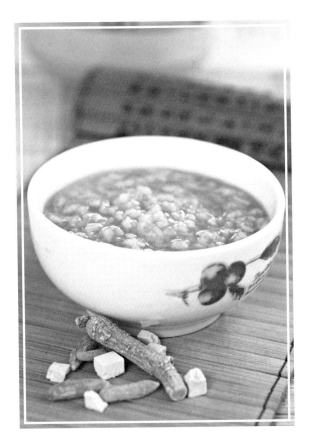

参苓粥

〔出处〕

《圣济总录》。

〔功效〕

益气补虚，健脾和胃，用于胃气不和、食欲不振、反胃呕吐、大便溏软、日渐虚羸。

〔材料〕

人参5克，白茯苓15克，生姜10克，粳米100克。

〔调料〕

白糖适量。

〔做法〕

1 将人参、生姜切薄片；白茯苓捣碎，与人参、生姜一起加水浸泡30分钟后倒入锅中，煎煮30分钟，滤渣留汤。

2 汤中倒入淘洗好的粳米，补足水分，煮至粥成，加白糖即可。分早晚2次食用。

专家箴言

　　人参是大补元气、调养脾胃的保健品。研究显示，慢性胃炎者服人参后，可见食欲增强，胃纳增加，食少、胃痛等症状减轻或消失。搭配健脾利湿的茯苓和温中散寒、止呕吐的生姜，能全面调理脾胃功能。

　　此粥适合脾胃气虚所致倦怠乏力、面色苍白、饮食减少、食欲不振、反胃呕吐、大便稀薄者。此方药力和缓，脾胃气虚者可常年服用。人参也可用党参或太子参代替。

砂仁肚丝

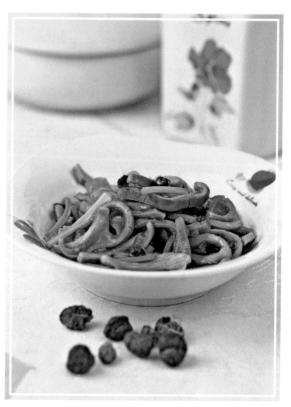

[出处]

《本草纲目》。

[功效]

温中化湿，行气止痛，和胃醒脾，用于脾胃寒湿或虚寒所致慢性胃炎、胃溃疡等脾胃病。

[材料]

砂仁10克，猪肚250克，香菜段适量。

[调料]

胡椒粉、料酒、淀粉、盐各适量。

[做法]

1 将猪肚洗净，下沸水锅焯透，捞出刮去油，切丝。

2 锅中倒入适量水，放入砂仁，煮10分钟，放入猪肚丝，加入料酒、胡椒粉、盐略炒，勾芡后放入香菜段炒匀即可。

专家箴言

猪肚可补虚损，健脾胃，止泻泄，常用于虚劳羸弱、泄泻、下痢、消化不良等。

砂仁温脾和胃，是和胃气、化脾湿的常用药。《药性论》说砂仁"主冷气腹痛，止休息气痢，劳损，消化水谷，温暖脾胃"。

此方养胃效果尤佳，适合脾虚寒湿或虚寒所致的脘腹冷痛、胀闷不适、食欲缺乏、呕吐泄泻者，慢性胃炎、胃溃疡、胃下垂、十二指肠溃疡等胃病患者也宜常食。

阴虚血燥、体内有热者慎用。

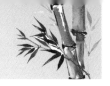

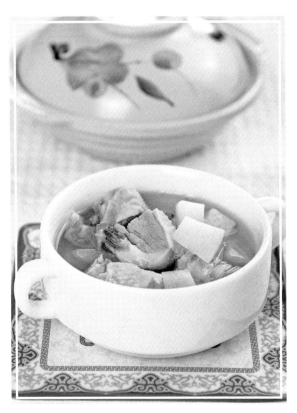

冬瓜鸭汤

[出处]

民间验方。

[功效]

健脾化湿，清热补虚，利水消肿，用于脾胃湿热火盛、阴虚水肿、内热消渴等。

[材料]

冬瓜150克，净鸭250克，葱段、姜片各20克。

[调料]

料酒20克，盐、胡椒粉各适量。

[做法]

1 将净鸭剁成块，焯水后放入锅中，加适量水烧开，撇去浮沫，放葱段、姜片、料酒，小火煮1小时，拣出葱段、姜片。

2 冬瓜去皮、瓤，切成块，放入锅中，再煮15分钟，加盐、胡椒粉调味即成。

专家箴言

　　鸭肉可凉补气血，健脾益气，利水消肿，常用于阴虚内热、胃热消渴、阴虚水肿等虚热证。《医学入门》说它"主补中益气，补虚助力，和胃气，大益病患。消食，利水道，热毒，去风气及恶疮疖肿，杀脏腹一切虫"。冬瓜可清热解毒，利水消肿，能通过利尿来除体内湿热。

　　此方在补益脾胃的同时，还能祛除脾胃湿热之邪，是扶正祛邪、预防湿热证的良方，尤宜夏季调养。

　　脾胃虚寒泄泻者不宜多吃。

姜枣汤

〔出处〕

《饮膳正要》。

〔功效〕

温中健脾，和胃止呕，用于脾胃虚寒所致脘腹冷痛、食少、呃逆、呕吐、腹泻。

〔材料〕

大枣300克，干姜30克，甘草10克。

〔调料〕

盐6克。

〔做法〕

1 将大枣去核，炒制后碾成末；干姜、甘草研末成粉；盐炒制。三种粉拌匀存储于可密封的瓶中。

2 每次取6~10克混合粉装入茶袋，用开水冲泡10分钟后饮服。

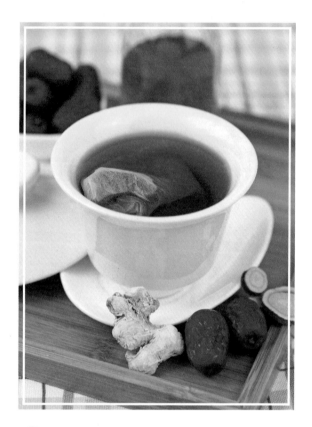

专家箴言

干姜可温中散寒，善治脘腹冷痛、呕吐泄泻。大枣可补中益气，养血安神，常用于脾虚食少、乏力便溏。甘草可补脾益气，缓急止痛，常用于脾胃虚弱、倦怠乏力、脘腹及四肢挛急疼痛等。

此汤可有效缓解胃脘冷痛、食少吐泻等胃寒症状，是脾胃虚寒者的日常保健品，也适合体质偏寒、四肢不温或外感寒邪者。

阴虚内热、热证及有出血倾向者不宜多饮。

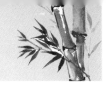

理中汤

[出处]

《太平惠民和剂局方》。

[功效]

温中祛寒，健运脾胃，用于脾胃虚寒所致腹痛、呕吐、腹泻、饮食减少、倦怠少气等，尤宜胃病患者。

[材料]

党参、白术、（炮）干姜、炙甘草各150克，大枣30克。

[做法]

1 将党参、白术、干姜、甘草共研成粗末，装瓶保存。

2 每次取30克粗末，装入料包，封好口，和大枣一起放入砂锅内，加适量水，煎煮后吃枣饮汤。

3 每日1剂，分2次饮用。

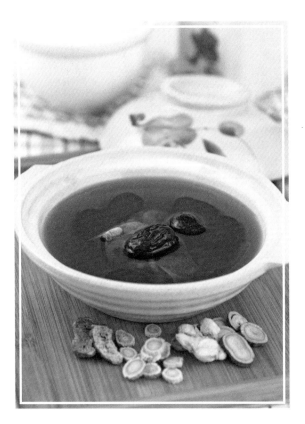

专家箴言

　　党参（原方为人参，日常用党参即可）补气益脾，白术健脾燥湿，干姜温胃散寒，甘草和中补土（脾胃）。大枣在原方中本没有，食疗中适当添加，既可补益脾胃，又能改善口感。

　　此方为治脾胃虚寒的经典方，用料少，材料平和多见，可有效改善脾胃虚寒腹痛、腹泻、呕吐、食少等不适，是虚寒型胃炎、胃溃疡、胃下垂等胃病患者的保养良方。

　　火盛内热、阳盛者不宜多食。

油菜炒木耳

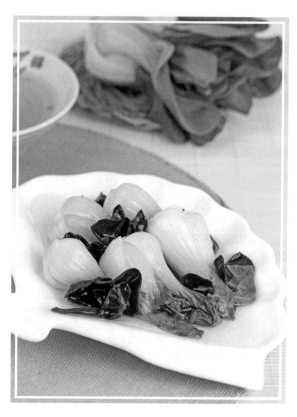

［出处］

民间验方。

［功效］

活血散瘀，消肿解毒，畅通肠道，用于便秘、肠风下血、便血、痔血、大肠癌。

［材料］

油菜250克，水发黑木耳70克，葱花少许。

［调料］

盐、鸡精各适量。

［做法］

1 将油菜、和水发黑木耳分别择洗干净。

2 锅中倒入油烧热，下葱花炝锅，放入油菜和黑木耳翻炒至熟，加鸡精和盐调味即成。

专家箴言

油菜也叫芸苔菜、青菜。可行瘀散血，消肿解毒，善解肠毒。《随息居饮食谱》说它"破结通肠"。黑木耳也是净化肠道、解毒消肿、止血活血的良药，对便秘、痔疮出血、肠风下血、大便潜血、肠道肿瘤等均有防治作用。

此方可改善湿热毒火瘀积的不良肠道环境，避免肠内生成各类结块、肿瘤，从而起到预防大肠癌的作用。已患肿瘤者亦可延缓病情发展，提高生活质量。

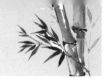

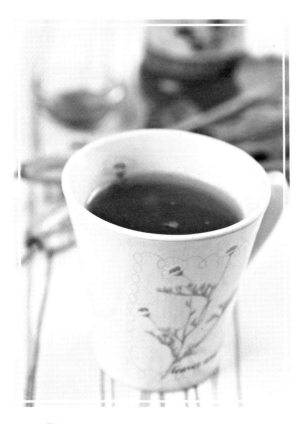

菠菜蜂蜜饮

〔出处〕

《延年方》。

〔功效〕

润燥通肠，排毒止血，用于各类大便涩滞不通、痔疮出血、便血。

〔材料〕

菠菜100克。

〔调料〕

蜂蜜15克。

〔做法〕

1 菠菜择洗干净，切段，入沸水锅焯熟后取出。

2 熟菠菜放入打汁机，加适量水，搅打成汁，倒入杯中。

3 调入蜂蜜，搅拌均匀，两餐之间空腹饮用。

专家箴言

菠菜寒凉滑利，润燥通肠，用于痔疮出血、便血、大便涩滞等。《随息居饮食谱》说它"开胸膈，通肠胃，润燥活血，大便涩滞及患痔人宜食之"。

蜂蜜润燥解毒，濡养津液，适合肠燥便秘及消化道溃疡者调养。

此方能净化肠道，促进排毒通便，预防便秘、痔疮发作出血、便血、肠癌等肠道疾病，对保护心血管及肝脏也十分有益。

脾虚肠滑、便溏、腹泻者不宜多饮。

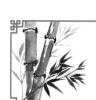
解毒清火防肝病

五味枣粥

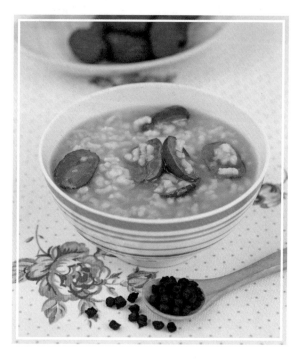

[出处]

民间验方。

[功效]

益肝养血，修复受损肝细胞，恢复肝功能，用于无黄疸肝炎、早期肝硬化。

[材料]

五味子、大枣各15克，粳米100克。

[做法]

1 将五味子捣碎，装入料袋；大枣去核，劈破。

2 锅中放入料袋，加适量水，煮15分钟，取出料袋，放入大枣和粳米，煮30分钟，至粥稠即可。

专家箴言

五味子可防治无黄疸型传染性肝炎（有较明显的降低转氨酶作用）、慢性肝炎、早期肝硬化，尤其对症状隐匿、肝气郁结及肝脾不和者效果较好。此方可增强滋阴养血、柔肝健体的效果，适合肝病患者调养。

外有表邪、内有实热、湿盛中满、黄疸明显者不宜多吃。

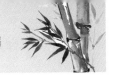

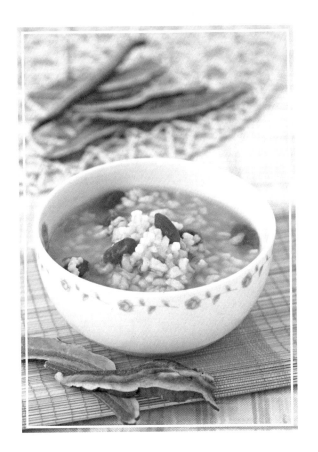

灵芝枸杞粥

[出处]

民间验方。

[功效]

养肝补血，修复肝损伤，提高肝功能，增强免疫力，用于慢性肝炎、白细胞减少。

[材料]

粳米100克，灵芝粉、枸杞子各10克。

[调料]

白糖适量。

[做法]

砂锅中放入淘净好的粳米、灵芝粉和枸杞子，加适量水，煮30分钟，至粥成，放入白糖拌匀即可。

专家箴言

　　灵芝是滋补强壮、增强免疫的保健佳品，也是很好的保肝食疗品。灵芝能减轻肝脏病理损害，促进肝细胞再生，降低转氨酶，减轻脂肪肝，有明显的保肝作用，其还有抗衰老、抗肿瘤、抗炎、抗辐射等免疫作用。灵芝搭配补益肝肾、益精养血的枸杞子，既能预防肝病，又适合慢性肝病患者及肝癌放化疗白细胞减少者日常调养。

　　有实证、热证者不宜多吃。

凉拌穿心莲

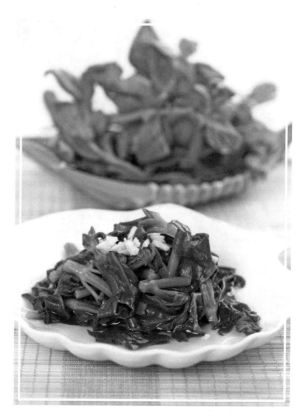

[出处]

民间验方。

[功效]

清热解毒，消炎抗菌，用于黄疸型肝炎、胆囊炎及呼吸道炎症等。

[材料]

穿心莲250克，蒜蓉20克。

[调料]

生抽、米醋、白糖各适量。

[做法]

1 将穿心莲择洗干净，切成段，焯水；各调料调配成调味汁。

2 将穿心莲放入盘中，撒上蒜蓉，浇上调味汁，拌匀即可食用。

专家箴言

穿心莲苦寒泻火，清热解毒，凉血消肿。因其能提高白细胞吞噬能力，有显著的抗菌、抗病毒、消炎解毒、抗肿瘤等作用，故现代也常作为消炎剂，用于治疗急性黄疸型肝炎、胆囊炎、呼吸道炎症、肠胃炎等炎症及感染性疾病，对湿热引起的皮肤炎症也有防治效果。穿心莲可作为日常蔬菜，直接拌食或煎水饮汤均有效，心肝火旺者尤宜。

阳虚及脾胃虚弱者多食易腹泻。

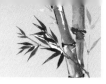

泥鳅豆腐汤

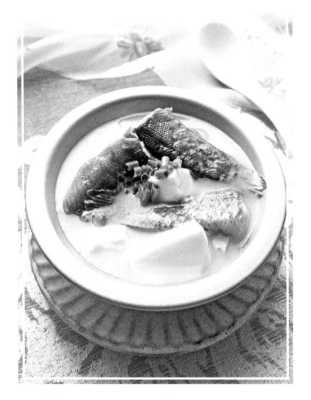

专家箴言

　　泥鳅是防治肝病、胆囊疾病及泌尿系统疾病的食疗佳品。《泉州本草》记载："黄疸湿热，小便不利：泥鳅炖豆腐食。"此方对促进黄疸消退及转氨酶下降效果明显，尤以急性肝炎更为显著，对迁延型和慢性肝炎也有较明显的改善肝功能作用。

　　此方适合湿热黄疸型急性肝炎以及迁延型慢性肝炎、酒精肝、肝硬化患者日常调养。如伴有腹胀水肿、小便不利、内热烦渴、食欲不振、皮肤瘙痒等症状均可缓解。

〔出处〕

《泉州本草》。

〔功效〕

补虚益气，清热解毒，利水退黄，用于湿热黄疸、急慢性肝炎、肝硬化、肝腹水、小便不利、皮肤瘙痒。

〔材料〕

泥鳅100克，豆腐150克。

〔调料〕

料酒、盐、胡椒粉各适量，香葱末少许。

〔做法〕

1　将泥鳅处理干净，入油锅稍煎后捞出；豆腐切块。

2　锅中放入泥鳅、豆腐和适量水，大火烧开，撇去浮沫，倒入料酒，小火煮15分钟，加盐、胡椒粉调味，盛入汤碗，撒上香葱末即成。

桑椹蜜膏

[出处]

《千金月令》。

[功效]

滋阴补肝，养血润燥，生津利水，解毒消肿，用于肝炎、酒精肝、脂肪肝、肝硬化等肝病调养。

[材料]

桑椹500克。

[调料]

蜂蜜100克。

[做法]

1 桑椹放入锅内，加适量水，煎汁后去渣留汤。

2 汤中倒入蜂蜜，小火熬成膏，装瓶封口储存。

3 每次取15克蜜膏，徐徐含服，每日2次。

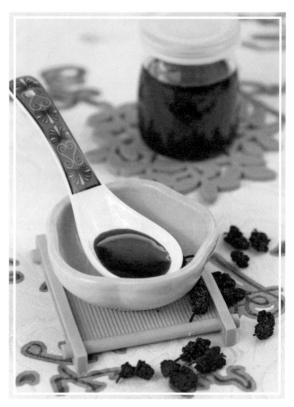

专家箴言

桑椹可补肝益肾，滋阴养血，生津润燥，利水消肿，常用于肝肾阴亏所致眩晕耳鸣、消渴、目暗、便秘、水肿等。《本草纲目》说它"捣汁饮，解酒中毒，酿酒服，利水气，消肿"。蜂蜜也有柔肝解毒的功效。

此方适合慢性肝炎、肝硬化、脂肪肝、酒精肝、酒精中毒者日常服用，并能改善因肝热火盛所致头晕目眩、眼涩目赤、虚烦口渴、大便秘结等症状。

脾胃虚寒、便溏腹泻者不宜多吃。

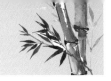

杞菊饮

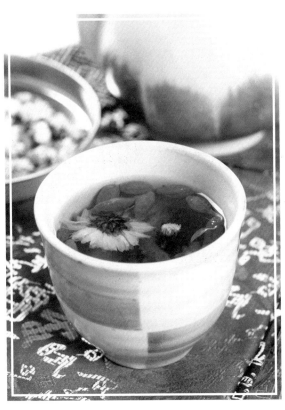

专家箴言

　　枸杞子滋补肝肾，益精明目；菊花疏散风热，清肝明目。此茶是传统的养肝护眼良方，适合肝肾不足或风阳上扰所致高血压、风热头痛、头晕目眩者常饮，尤宜高血压兼有视物昏花、眼睛干涩、目赤肿痛等眼疾者，肝炎、脂肪肝、酒精肝、肝硬化、肝癌等肝病患者常饮可缓解肝病发展。

　　此方可作为用眼、用脑过度、肝火旺盛者及中年男性的日常保健茶。

　　脾虚泄泻者不宜多饮。

[出处]
民间验方。

[功效]
养肝滋肾，疏风明目，用于肝阳上亢或肝肾不足所致高血压、头晕目眩、眼病以及肝炎等各类肝病。

[材料]
枸杞子10克，白菊花3克。

[调料]
冰糖适量。

[做法]
1 将菊花、枸杞子、冰糖放入杯中，冲入沸水，闷泡10~15分钟即可饮用。

2 可多次冲泡，代茶频饮。

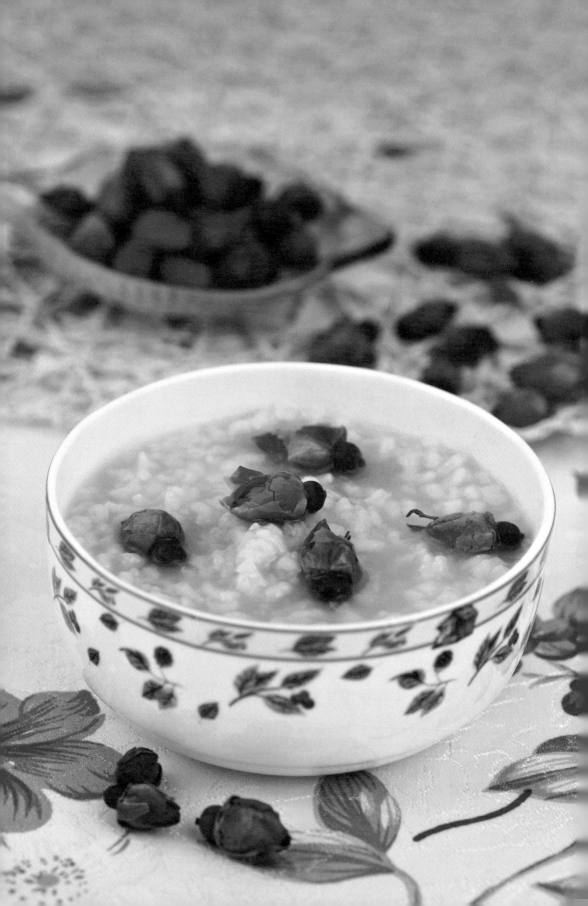

肆

女人
增强免疫的小金方

女人重在补血调经，健美瘦身，调好心神，安养孕产。

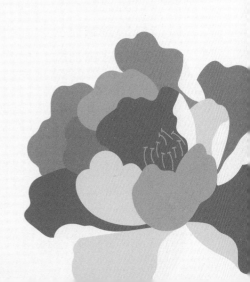

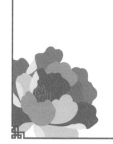

女人增强免疫，气血畅通更健美

女人易得哪些疾病

女人有天生的免疫优势。女性平均血红蛋白含量及造血功能高于男性。排泄月经使女性有定期休息和调整、排毒的机会，提高了女性抗大病的能力。性激素（雌激素、孕酮和催乳素等）有增强免疫的作用，可提高机体细胞免疫及体液免疫功能。一方面，它使女性更少患心血管疾病及各器官疾病，但另一方面，性激素水平过高或波动，又会使女性易患自身免疫性疾病。因此，女性防病重在调理好气血和内分泌激素，气血充足又畅通、内分泌稳定，就能有效预防以下女性易患病，还能让容颜更美丽，身材更匀称。

月经病

以月经不调、痛经、闭经、崩漏等为主要表现。多由于气血不足或瘀滞、内分泌紊乱或妇科病（子宫、卵巢等生殖器官疾病）所致。

乳腺病

乳腺增生、乳腺炎、乳腺癌等均为高发病，这多与女性内分泌失调或抑郁气闷的不良情绪造成肝气郁结有关。

孕产病

孕期容易流产、患妊娠综合征，产后容易恢复不良及各种产后虚弱证者，都存在气血不足、免疫力低下等问题，甚至影响孩子免疫力，尤应重视。

情志病
女性患情志病较多，如神经衰弱、失眠、眩晕、心悸、抑郁、烦躁不安、癫狂、癔病等，多与气血失调、情志不和、精神刺激有关。

自身免疫性疾病
红斑狼疮、类风湿关节炎、甲状腺病等疾病，在育龄期女性中高发，孕期、产后激素水平波动时发病率明显增加。多与性激素导致的免疫功能超常有关。

女人防病的关键点

养气血，调月经

女性以血为本，月经状况是衡量女性气血状况的晴雨表。气血一要充足，虚弱时须及时补充；二要畅达，瘀滞时要行气化瘀。做到这两点，月经就能规律、顺畅，有助预防各类月经病，并能美容健体，延缓衰老。

孕期产后重保养

怀孕、分娩、产后、哺乳的过程使女性损耗了大量气血津液，内分泌也发生剧烈变化，此阶段尤其要加强调养。如孕期重安胎，产后、哺乳重滋补、通乳。调养得当，可预防大部分孕产病及乳腺病。

体重适中很重要

保持体形适中是健康的关键因素之一。肥胖会导致内分泌失调、免疫力下降，而减肥过度同样有害，会使人气血不足、弱不禁风、甚至闭经。因此，女性尤应合理减肥，避免影响健康。

保持好心情

《女科百问》中说："妇人之病，多因气之所生也。"女性调理好心情，七情不要过度，就能有效预防和缓解各类情志病、乳腺病及月经病。饮食调养也有一定的行气解郁作用。

气血调畅月经顺

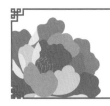

月季花粥

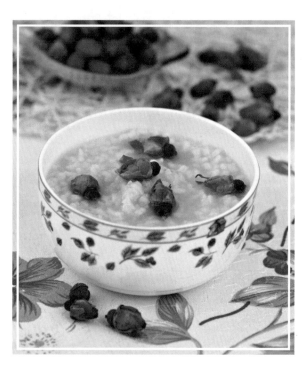

〔出处〕

《粥谱》。

〔功效〕

疏肝理气，活血调经，用于肝郁气滞所致月经不调、瘀血腹痛、痛经闭经、赤白带下等。

〔材料〕

月季花5克，粳米100克。

〔调料〕

白糖适量。

〔做法〕

1 将月季花放在水中泡软。

2 将粳米淘洗干净，倒入锅中，加适量水，煮沸后放入月季花，煮至粥成，加白糖拌匀即可。

专家箴言

月季花为活血调经之要药，适用于肝郁不舒、经脉阻滞、月经不调、经闭、痛经等症。《泉州本草》说它"通经活血化瘀……止血止痛，消痈毒。治……妇女月经不调"。《现代实用中药》说它"活血调经。治月经困难，月经期拘挛性腹痛"。月季花直接泡饮亦可。

月季花为活血品，孕妇禁用。

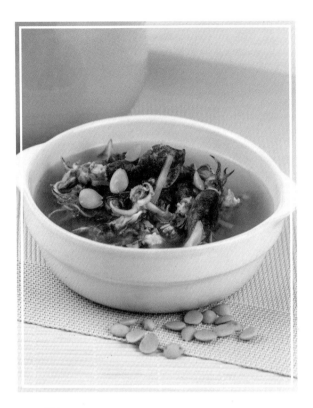

乌贼煮桃仁

[出处]

《陆川本草》。

[功效]

养血滋阴，活血通经，用于妇女血虚经闭、抑郁不舒、瘀血腹痛。

[材料]

乌贼鱼300克，桃仁15克，生姜片、葱段各10克。

[调料]

盐、胡椒粉各适量。

[做法]

1 将乌贼鱼处理干净；桃仁捣碎。

2 锅中放入乌贼鱼肉和桃仁，加水烧开，撇去浮沫，放入葱段、姜片，煮30分钟，拣出葱段、姜片，加盐和胡椒粉调味即成。

专家箴言

乌贼鱼也叫墨鱼，可养血滋阴，通月经，常用于妇女血虚经闭、崩漏、带下。《随息居饮食谱》说它"滋肝肾，补血脉，理奇经，愈崩淋，利胎产，调经带，疗疝瘕，最益妇人"。

桃仁可破血行瘀，常用于肝郁血瘀所致的闭经、血瘀腹痛及各类妇科肿瘤。《现代实用中药》说它治"妇人子宫血肿"。

此方既能补血养血，又能活血通经，适合血虚经闭者，兼有抑郁不舒、肝火横逆、瘀血腹痛者尤宜食用。

桃仁为活血品，孕妇禁用。

参归鳝鱼

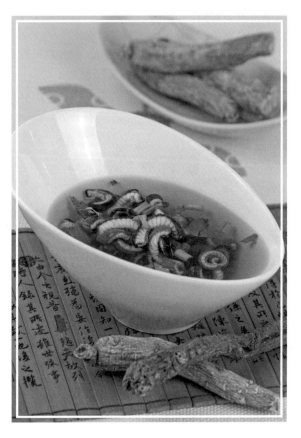

［出处］

《本经逢原》。

［功效］

补益气血，通活血脉，用于气血不足、贫血、体弱少力、虚寒冷痛、月经不调。

［材料］

鳝鱼肉150克，人参10克，当归15克，香菜段适量。

［调料］

料酒、盐、鸡精各适量。

［做法］

1　将鳝鱼肉洗净，切丝。

2　锅中放入当归、人参，加适量水，煮30分钟，滤渣留汤。

3　汤中倒入鳝鱼丝，煮沸时撇净浮沫，加盐、胡椒粉调味，撒上香菜段即可。

专家箴言

　　人参大补元气，可用于一切阴阳不足、气血津液虚损之证，适合劳倦虚弱、气短乏力、心腹冷痛者调养。当归既可补血，又能活血，能改善血虚萎黄、虚寒腹痛、月经不调、痛经等，为女性养血圣药。鳝鱼可益气血，补肝肾，强筋骨，祛风湿，常用于血虚湿冷之证。合用则能气血同补，活血通经，减轻各类虚寒冷痛。

　　内有实证、热证及有出血倾向者不宜多吃。

杞枣乌鸡汤

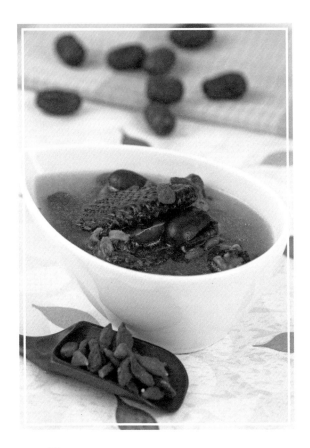

〔出处〕

《饮膳正要》。

〔功效〕

养肝补血，健脾补肾，用于气血两虚所致贫血萎黄、体弱乏力、月经不调、崩漏带下。

〔材料〕

乌鸡250克，红枣20克，枸杞子10克。

〔调料〕

料酒、葱段、姜片、盐各适量。

〔做法〕

1 将乌鸡洗净，切大块，焯水备用；红枣破开去核。

2 锅中放入鸡块，加适量水烧开，放入葱段、姜片、红枣、料酒，小火煮1小时，拣去葱段、姜片，撇净浮油，放入枸杞子，再煮20分钟，加盐调味即可。

专家箴言

　　乌鸡也叫乌骨鸡，可滋阴清热，补益气血，调经止带，调理女性内分泌。妇科名药"乌鸡白凤丸"即以乌鸡为主料。

　　乌鸡搭配补肝滋肾的枸杞子和养血安神的红枣，可增强补血作用，适合气血两虚所致贫血瘦弱、营养不良、瘦弱乏力、面色萎黄、阴虚骨蒸、妇女月经不调、崩漏带下者，是预防妇科病的良方。

　　脾湿较重、脘腹胀满、气滞火旺者不宜多吃。

当归生姜羊肉汤

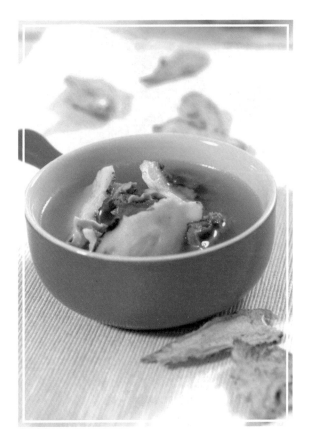

〔出处〕

《金匮要略》《太平圣惠方》。

〔功效〕

温中养血，祛寒止痛，用于虚寒冷痛、血虚贫血、月经不调、产后虚弱。

〔材料〕

羊肉250克，当归20克，姜粉10克。

〔调料〕

料酒、盐、鸡精各适量。

〔做法〕

1 羊肉洗净，焯水，切块。

2 把羊肉和当归一起放入砂锅内，倒入适量清水煮沸，撇净浮沫，加料酒、姜粉，改小火炖至羊肉熟烂，放盐、鸡精调味即成。

专家箴言

羊肉益气补虚，温中暖下，常用于虚劳羸瘦、腰膝酸软、虚寒腹痛。生姜温中散寒。当归为补血活血的常用药，有"妇科圣药"之称，常用于血虚、血瘀所致的贫血萎黄、月经不调、宫寒腹痛等。

此方适合气血不足、贫血萎黄、虚寒冷痛、月经不调、痛经者调养，也可用于补益产后虚弱证。

体质燥热者少吃羊肉，孕妇禁用当归。

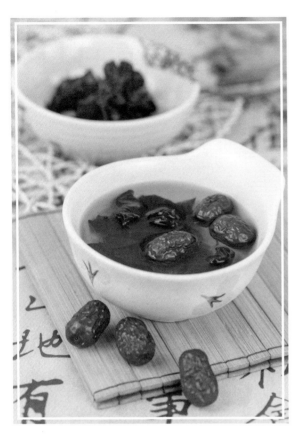

木耳大枣汤

〔出处〕

民间验方。

〔功效〕

益气养血，活血化瘀，调经止血，用于气血不足、虚火内扰、血不归经所致的月经量多、崩漏。

〔材料〕

水发黑木耳50克，大枣30克。

〔调料〕

红糖适量。

〔做法〕

1 将黑木耳择洗干净；大枣去核。

2 二者一起放入锅中，加适量水，煮20分钟，放入红糖，稍煮即可。

专家箴言

黑木耳既能补益气血，又能活血止血，可用于气血亏虚及崩漏、吐血、鼻血、便血、眼底出血等各类出血证。《随息居饮食谱》说它"补气耐饥，活血，治跌仆伤。凡崩淋血痢，痔患肠风，常食可疗"。搭配益气补血的大枣及活血化瘀的红糖，可用于气血不足所致月经不调、血虚崩漏。

此方也是抗衰老、养容颜的良方，且有抗妇科肿瘤的作用。

合理减肥不伤身

赤小豆粥

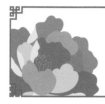

[出处]

《食性本草》。

[功效]

利水消肿，久食瘦人，用于
肥胖、下肢水肿。

[材料]

赤小豆30克，粳米100克。

[调料]

白糖适量。

[做法]

1　锅中先放入赤小豆，加水
　　煮30分钟。

2　再倒入粳米，继续煮30分
　　钟，至豆烂，粥稠即成，
　　加白糖食用。

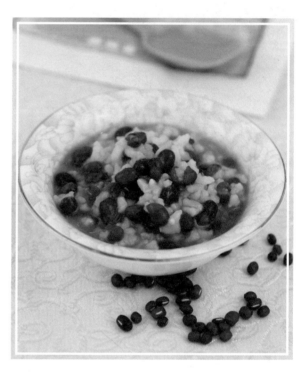

专家箴言

　　赤小豆可健脾胃，利小便，消水肿，排毒
脓，常用于水肿胀满、脚气肢肿、黄疸、风湿
热痹、痈肿疮毒等。《食性本草》说它"久食
瘦人"。此方适合体内湿气偏重的水肿型肥胖
者，尤善消下肢水肿，既美容又瘦身，常食无
忧。

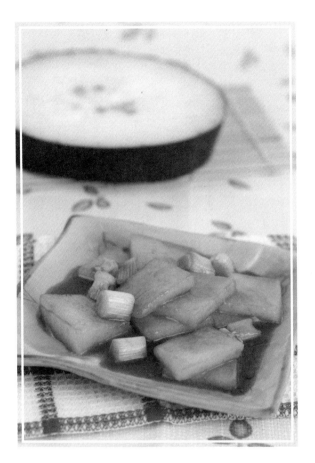

烧冬瓜

[出处]

民间验方。

[功效]

消肿利尿，清热解毒，消痈瘦身，用于肥胖、痈肿。

[材料]

冬瓜250克，大葱30克。

[调料]

酱油15克，盐、鸡精各适量。

[做法]

1 冬瓜去皮、瓤，洗净，切片；大葱切段。

2 锅中倒入油烧热，下葱段炒出香味，放入冬瓜片翻炒至熟，加调料调味即可。

专家箴言

　　冬瓜可利水消痰，清热解毒，常用于水肿胀满、痈肿、消渴等。《名医别录》说它"主治小腹水胀，利小便，止渴"。《食疗本草》中说："欲得体瘦轻健者，则可常食之；若要肥，则勿食也。"可见冬瓜的减肥作用。

　　此方适合肥胖、水肿、热毒疮痈、烦热口渴者，尤宜有痰、湿、热的肥胖者，对降血压、降血脂、降血糖也有益，久食常食见效。

清炒丝瓜

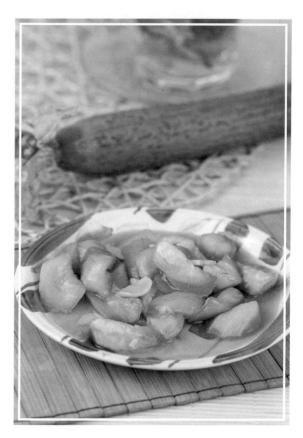

〔出处〕

民间验方。

〔功效〕

清热化痰，凉血解毒，嫩肤瘦身，健美通乳，用于皮肤粗糙、痤疮、肥胖、乳痈。

〔材料〕

丝瓜250克，蒜片15克。

〔调料〕

酱油、盐、鸡精各适量。

〔做法〕

1 将丝瓜去皮，洗净，切成滚刀块。

2 锅中倒入油烧热，下蒜片炒香，放入丝瓜翻炒，加酱油和少许水，煮2分钟，加盐和鸡精调味即可。

专家箴言

丝瓜可清热化痰，凉血解毒，常用于热病身热烦渴、痰喘咳嗽、疔疮痈肿及崩漏带下、便血、尿血等出血证。

丝瓜有良好的美容、瘦身、通乳作用，有"美容瓜"之称，可柔嫩肌肤，消除疮痈，抗病毒，抗过敏，清肠道，通经络，消乳痈，适合肥胖兼有痰热毒火瘀积者。

《本经逢原》说"丝瓜嫩者寒滑，多食泻人"。虚寒腹泻者不宜多吃。

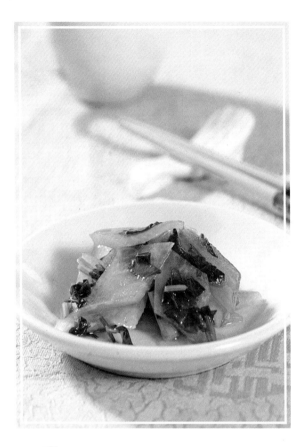

清炒萝卜

[出处]

民间验方。

[功效]

消食积，化痰热，通肠道，排浊气，用于饮食油腻积滞、腹胀便秘的肥胖者。

[材料]

白萝卜250克，香菜50克，葱花少许。

[调料]

盐、胡椒粉各适量。

[做法]

1 白萝卜去皮，洗净，切片；香菜择洗干净，切段。

2 锅中倒入油烧热，下葱花炝锅，倒入萝卜片翻炒至熟，加盐、胡椒粉调味，放入香菜段炒匀即可。

专家箴言

　　白萝卜可消积滞，化痰热，下气，宽中，解毒，常用于食积胀满、翻胃吐食、消渴等。《唐本草》说它"散服及炮煮服食，大下气，消谷，去痰癖"。《日用本草》说它"宽胸膈，利大小便。熟食之，化痰消谷"。白萝卜富含多种维生素及膳食纤维，能促脾胃健运，通气排便，排毒瘦身，同时还能增强免疫力，预防咳嗽，抗氧化，抗肿瘤，是健康减肥的理想食物。

雪羹汤

〔出处〕

《古方选注》。

〔功效〕

清热化痰，滋阴清火，消脂减肥，用于饮食油腻积滞、肥胖、高血压、高血脂等。

〔材料〕

海蜇丝50克，荸荠100克。

〔调料〕

香菜段、盐各少许。

〔做法〕

1 海蜇丝洗净；荸荠去皮洗净，切片。

2 海蜇、荸荠放入锅中，加适量水，煮15分钟，加盐调味，盛入碗中，撒上香菜段即成。

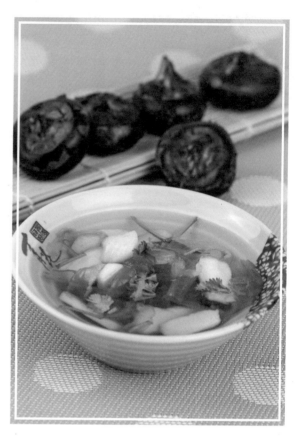

专家箴言

海蜇皮是营养丰富的海产品，尤其富含碘，并可化痰消积，祛风除湿，软坚散结。荸荠泻胃热，利小便，消痰积。

此方是经典古方，常用于痰热之证，现在也常用于高血压、高血脂、甲状腺肿、淋巴结结核等。由于此方取材日常，营养丰富而热量极低，化痰热积滞的效果好，故也是食积胀满、便秘、肥胖多脂者的健康保养方。

体质虚寒、便溏腹泻者不宜多吃。

荷叶薏米茶

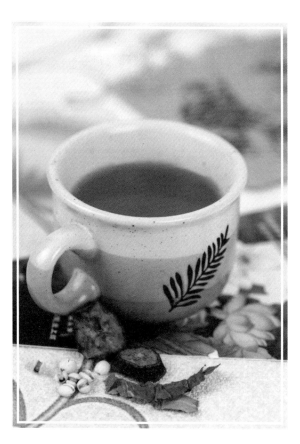

[出处]

民间验方。

[功效]

清热利湿，消肿减肥，用于肥胖、水肿胀满、高血压、高血脂。

[材料]

干荷叶5克，干山楂15克，薏苡仁20克。

[调料]

冰糖适量。

[做法]

1 将干荷叶、干山楂、薏苡仁一起装入茶袋中。

2 锅中放入茶袋和冰糖，加适量水，大火烧开，再改小火煎煮30分钟，倒出汁液代茶饮。

专家箴言

　　荷叶是清湿热、去油脂、利小便、消水肿的良药，适合高血压、高血脂、肥胖、水肿、小便短赤、暑热烦渴者。山楂消食健胃，行气散瘀，常用于肉食积滞，尤宜肉食过多、食积腹胀、肥胖多脂者常食。薏苡仁可清热利湿，排脓消痈，善消湿热水肿。

　　此茶有良好的通利大小便、除湿消肿、减肥降脂作用，可作为日常瘦身茶饮用。

　　此茶多饮易耗气，脾虚泄泻者不宜多饮。

安养心神不烦躁

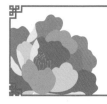

百合银耳羹

〔出处〕

民间验方。

〔功效〕

滋阴润燥，安神除烦，用于阴虚内热、烦躁口渴、失眠多梦、神志恍惚。

〔材料〕

鲜百合30克，水发银耳50克。

〔调料〕

冰糖适量。

〔做法〕

1 银耳择洗干净，放入砂锅，加适量水，小火煮40分钟。

2 放入择洗干净的百合、冰糖，继续煮15分钟即成。

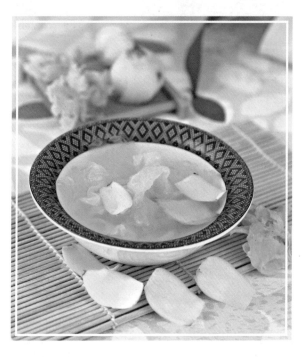

专家箴言

百合养阴润燥，清心安神，常用于虚烦惊悸、失眠多梦、精神恍惚等女性阴虚脏躁证。银耳是滋阴养血、润燥排毒的理想滋补品。

此方滋阴润燥、安神除烦的效果很好，可缓解女性阴虚所致脏躁、虚热口渴、神经衰弱、心烦失眠、精神恍惚等症状。

脾虚寒湿、痰多者不宜多吃。

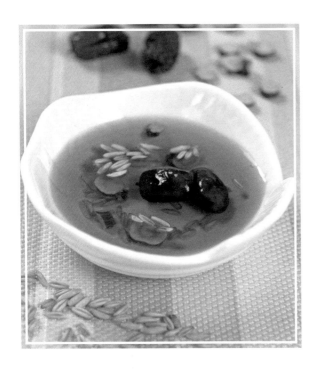

甘麦大枣汤

[出处]

《金匮要略》。

[功效]

补脾益气，养心安神，用于精神不振、情志恍惚、悲伤欲哭、情绪易波动、心中烦乱、睡眠不安，尤宜更年期女性。

[材料]

小麦30克，大枣、甘草各10克。

[调料]

白糖适量。

[做法]

1 将甘草放入料包中；大枣擘破，去核。

2 二者一同入锅，加适量水，煎煮20分钟，取出料包，煎汁中放入小麦，继续煮20分钟，加白糖调味即可。

专家箴言

　　小麦养心益肾，除热止渴，可用于烦热、虚汗、妇人骨蒸劳热。甘草甘润缓急，可补脾气，养心气，常用于心虚、心悸。大枣可补中益气，养血安神，润燥除烦。

　　此方是治妇人脏躁、调理情志病的名方。常用于因精神刺激或心脾亏虚所致精神恍惚、心神不宁、多疑易惊、悲忧善哭、喜怒无常等。《金匮要略》记载："妇人脏躁，喜悲伤欲哭，象如神灵所作，数欠伸，甘麦大枣汤主之。"现代常用于癔病、更年期综合征（潮热多汗、心情烦躁等）、神经衰弱，属心阴不足者。每日晚餐食用，连食5~7日见效。

　　湿盛中满、有积滞者不宜多吃。

龙眼莲子羹

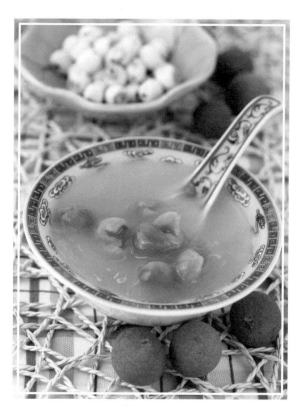

〔出处〕

《本草纲目》。

〔功效〕

补益心肾，补血安神，用于心肾不足、气血两亏、思虑过度、失眠心悸、健忘、食少腹泻。

〔材料〕

莲子肉50克，龙眼肉15克。

〔调料〕

冰糖适量。

〔做法〕

1 将莲子肉磨成粉；龙眼肉泡软。

2 锅中放入莲子粉，倒入龙眼肉及其泡水，搅匀，加适量水，煮沸后加入冰糖，改小火，煮成粥糊状即可。

专家箴言

莲子健脾固肾，养心安神，用于夜寐多梦、心神不宁、食少久泻、妇人崩漏带下等。龙眼肉补心脾，益气血，健脾胃。《本草新编》说它"安志定神，养肌肉，美颜色，除健忘，却怔忡。多服强魂聪明，久服轻身不老"。

此方交心肾，安神志，适合气血两虚、心肾不交、心悸怔忡、失眠健忘者调养，也宜思虑过度、耗伤心脾所致脾虚食少、面色萎黄、腹泻、带下者，产后及更年期女性尤宜。

内有郁火、中满腹胀及大便燥结者不宜多吃。

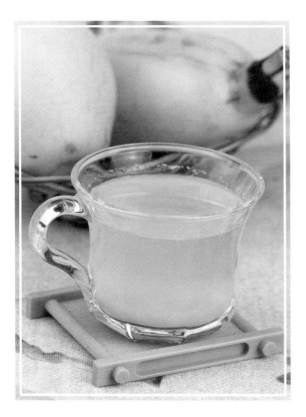

藕梨汁

〔出处〕

《简便单方》。

〔功效〕

清热凉血，化痰止渴，生津润燥，用于痰热口渴、心烦易怒、胸中热结、咳痰带血、高血压。

〔材料〕

鲜藕100克，雪梨1个。

〔做法〕

1 藕去皮，洗净，切块；梨去皮、核，取肉切块。

2 梨块、藕块一起放入打汁机，加水打汁，滤渣取汁后饮用。

专家箴言

藕可凉血散瘀，止渴除烦，常用于热病烦渴及各类出血证。《神农本草经疏》说它"久服令人心欢止怒也"。生藕打汁饮服，清热凉血效果最好。《药性论》中说"藕汁，能消瘀血不散。"《食经》说它"主烦热鼻血不止"。《日用本草》说它"清热除烦，凡呕血、吐血、出血、败血，一切血症宜食之"。

梨可生津润燥，清热化痰，常用于胸中热结、热咳、痰热惊狂、热病津伤烦渴等。

脾虚便溏及寒咳者不宜多饮。

玫瑰花茶

〔出处〕

《本草纲目拾遗》。

〔功效〕

理气解郁，和血散瘀，用于
情志不和、肝郁气滞、瘀血
内阻所致肝胃气痛、肝郁吐
血、月经不调、乳房胀痛。

〔材料〕

干玫瑰花6克。

〔做法〕

1 将干玫瑰花放入锅中，加
  适量水煎煮，滤渣，取汤
  饮用。
2 也可以沸水冲泡，代茶频
  饮。

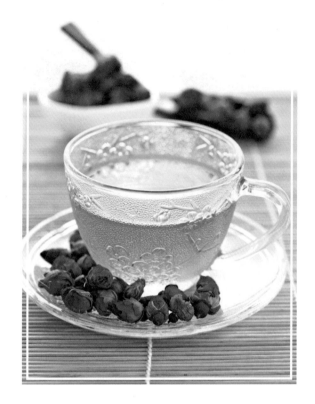

专家箴言

玫瑰花能理气解郁，和血调经，常用
于肝胃气痛、吐血、月经不调、胸乳胀痛。
《随息居饮食谱》说它"调中活血，舒郁
结，辟秽，和肝"。《本草正义》说它"清
而不浊，和而不猛，柔肝醒胃，流气活血，
宣通窒滞而绝无辛温刚燥之弊，断推气分药
之中，最有捷效而最为驯良者"。

此方适合爱生闷气的女性常饮，可起到
疏解不良情绪、缓解肝胃气痛的效果。

玫瑰花为活血品，孕妇禁用。

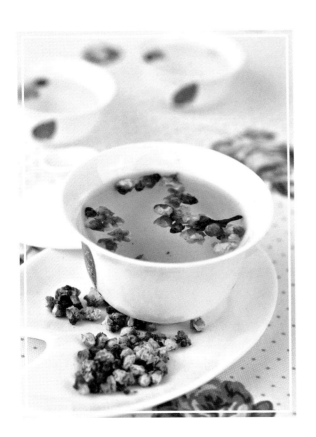

梅花茶

〔出处〕

《本草纲目拾遗》。

〔功效〕

疏肝解郁，理气和胃，化痰利咽，用于情志不调、肝胃气滞所致两胁及胃脘胀痛、胸闷不舒、食欲不振、神经衰弱、慢性咽炎。

〔材料〕

绿萼梅（白梅花）3克。

〔调料〕

冰糖适量。

〔做法〕

1 将绿萼梅和冰糖放入杯中，冲入沸水，浸泡15分钟后即可饮用。

2 每日1剂，可多次冲泡，代茶频饮。

专家箴言

　　绿萼梅也叫白梅花，可舒肝、和胃、化痰，常用于梅核气（一种情志病，表现为咽喉堵塞不爽，类似于慢性咽炎）、肝胃气痛、食欲不振、头晕、淋巴结结核等。《本草纲目拾遗》说它"开胃散郁，煮粥食，助清阳之气上升，蒸露点茶，生津止渴，解暑涤烦"。

　　此茶是传统解郁茶，可理气疏肝，和胃止痛，化痰利咽，有情志不调、肝胃气痛、饮食减少、咽喉梗塞不爽者皆宜。

　　气虚较重者不宜多饮。

孕期产后母子安

艾叶煮鸡蛋

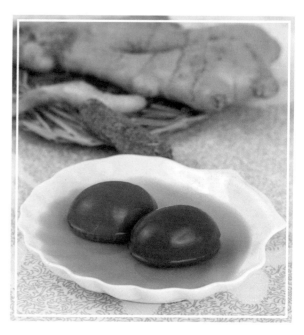

[出处]

民间验方。

[功效]

温经通脉，养血行瘀，散寒止痛，安胎止血，用于虚寒腹痛、月经不调、痛经、崩漏及胎动不安、习惯性流产。

[材料]

艾叶10克，生姜15克，鸡蛋2个。

[调料]

盐适量。

[做法]

1 将艾叶、生姜放入料包中；鸡蛋煮熟后剥掉外壳。

2 料包与鸡蛋一起放入锅中，加适量水，放入盐，煮20分钟，去料包，饮汤吃蛋。

专家箴言

　　艾叶可温经通脉，散寒止痛，常用于女性虚寒痛经、崩漏、带下、宫寒不孕等妇科疾病。《药性论》说艾叶"止崩血，安胎止腹痛"。生姜解表散寒，温中止呕，可用于因虚寒所致腹痛吐泻。鸡蛋补充营养，养血安胎，适合血虚体弱、食少乏力、胎动不安者补益。合用能调养气血，温经通脉，安胎健体，改善女性虚寒体质，有利孕产。

　　阴虚内热者不宜多吃。

砂仁鲫鱼

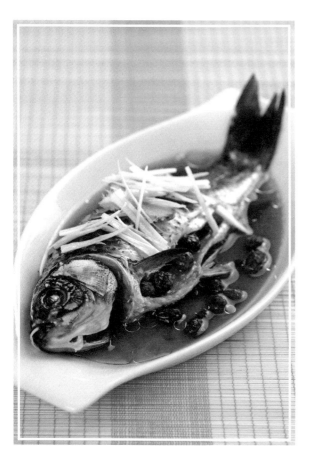

〔出处〕

民间验方。

〔功效〕

化湿开胃，理气安胎，用于胎动不安、孕早期食少呕吐、习惯性流产、产后体虚。

〔材料〕

砂仁6克，鲜鲫鱼1条（约400克），生姜、葱各适量。

〔调料〕

蒸鱼豉油15克。

〔做法〕

1 将鲜鲫鱼去鳞、鳃及内脏，洗净；生姜切片；葱切丝。

2 将砂仁填入鲫鱼腹中，鲫鱼放入蒸盘，摆上姜片，上蒸锅蒸20分钟，取出。

3 倒入蒸鱼豉油，鱼身上放葱丝，淋热油即可。

专家箴言

砂仁可燥湿醒脾，行气温中，对脾胃虚寒、气滞所致的吐泻、腹痛及孕吐非常有效。鲫鱼可健脾补虚，利水除湿，适合孕期食少、呕吐、水肿、营养不良者，也常用于产后补虚及下奶，产前产后均宜常食。

此菜适合胎动不安、孕早期恶心呕吐、食欲不振甚至不能进食者调养，尤宜体质偏虚寒、习惯性流产的孕妇。

阴虚血燥、有热者慎用。

龙眼炖乌鸡

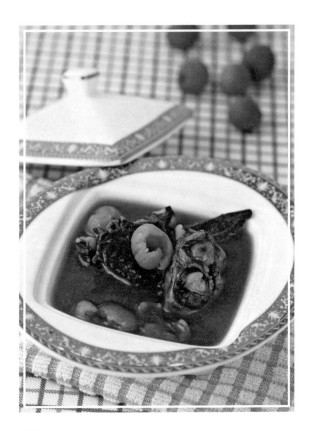

〔出处〕

民间验方。

〔功效〕

益气，养血，补虚，养护子宫，用于气血不足、贫血、月经不调、产后虚弱、水肿，产妇坐月子尤宜。

〔材料〕

乌鸡250克，龙眼肉20克。

〔调料〕

料酒、姜片各20克，盐适量。

〔做法〕

1 乌鸡洗净，切块，焯水。

2 乌鸡块放入锅中，加适量水，大火煮沸，去浮沫，放入龙眼肉、姜片和料酒，改小火煮1小时，去姜片，加盐调味即可。

专家箴言

龙眼肉也叫桂圆，可补益心脾，养血安神，常用于气血不足所致的贫血、心悸怔忡、健忘失眠等，是女性滋补佳品。因其有促进子宫复原的作用，也常用于产后血虚、恶露不净、浮肿、心悸等虚弱证。乌鸡可养血补虚，促进恢复，调理女性内分泌，孕前产后皆宜食用。

此汤孕前食用可调理月经，产后食用可加快产妇恢复，预防和调养产后虚弱证。但孕妇不宜食龙眼肉。此方食材偏温热，湿盛中满、内有痰火、湿滞者不宜多吃。

黄芪鲤鱼汤

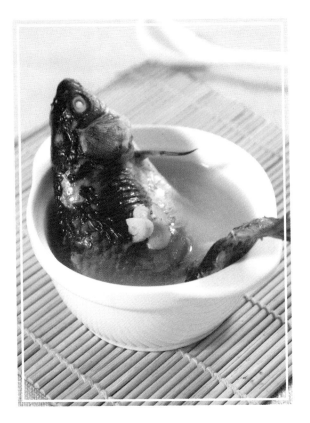

〔出处〕

《本草纲目》。

〔功效〕

健脾养血，祛湿消肿，益气安胎，补虚下奶，用于气血虚弱、胎动不安、流产、产后乳少，孕产妇皆宜。

〔材料〕

鲤鱼600克，黄芪、枸杞子各15克。

〔调料〕

料酒、盐各适量。

〔做法〕

1 将鲤鱼处理干净，下油锅略煎一下，捞出沥油。

2 锅中放入鲤鱼，加适量水烧开，撇去浮沫，倒入料酒，放入黄芪和枸杞子，煮至汤浓肉烂，加盐调味即可。

专家箴言

鲤鱼可健脾和胃，利水消肿，安胎通乳，常用于脾虚食少、水肿胀满、胎动不安、乳汁不通。黄芪可补气安胎，防流产并促进产后恢复。二者合用，尤宜孕产妇调养。在孕期可保胎防流产，缓解食少呕吐、妊娠水肿、胎动不安、小腹下坠感；在产后可补虚通乳，改善虚弱血亏、乳汁不足、产后水肿、气虚自汗、脱肛，并能促进子宫及伤口复原。

鲤鱼多食发风动火，风热者不宜多吃。

花生猪蹄汤

〔出处〕

《陆川本草》。

〔功效〕

补血通乳，用于失血过多或气血损伤所致贫血萎黄、虚弱乏力、产后乳汁不足。

〔材料〕

猪蹄1只，花生仁50克，葱段、姜片各15克。

〔调料〕

料酒20克，盐适量。

〔做法〕

1 将猪蹄制净，剁大块，焯烫后洗净。

2 锅中放入猪蹄块，加适量水，大火烧开，撇净浮沫，倒入料酒，放入葱段、姜片，改小火煮1小时，拣出葱段、姜片，放入花生仁、盐，继续煮至蹄烂汤白即成。

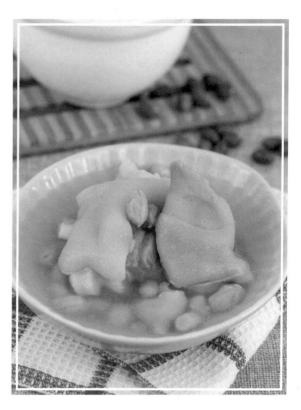

专家箴言

猪蹄可补气血，通乳汁，常用于虚劳羸瘦、产后乳少、面皱少华等。其丰富的脂肪和胶原蛋白是补益虚损、促进乳汁分泌的必需物质。花生可补血润燥，常用于血虚贫血、瘦弱干枯、乳妇奶少。

《陆川本草》记载："治乳汁少：花生米三两，猪脚一条（用前腿）。共炖服。"此外，此方也能促进产后体力恢复。

猪蹄和花生皆为高油脂食物，肥胖多脂、痰湿内阻、气滞胀满者不宜多吃。

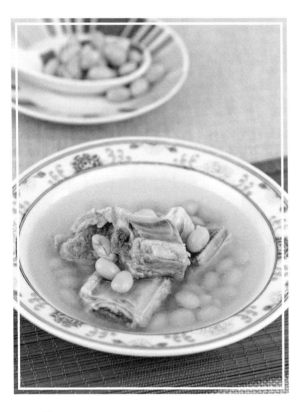

大豆排骨汤

〔出处〕

民间验方。

〔功效〕

益气养血，催乳，用于气血不足、营养不良、产后乳少。

〔材料〕

黄大豆50克，排骨250克。

〔调料〕

料酒、姜片各15克，盐、鸡精各适量。

〔做法〕

1 将排骨剁成小块，入沸水锅焯水后捞出。

2 锅中放入排骨块，加适量水烧开，撇去浮沫，倒入料酒，放入黄大豆和姜片，煮至汤浓肉烂，加盐、鸡精调味即可。

专家箴言

　　黄大豆益气养血，其富含植物蛋白质、油脂、维生素E、天然雌激素异黄酮等，常用于补血催乳。豆腐由黄大豆制成，也有类似功效，此方中可代替使用。猪排骨滋阴润燥、养血补虚，蛋白质、脂肪、钙、铁含量高，有助于造血、通乳、健骨、生肌、润肤。

　　高蛋白饮食可促进垂体泌乳素的分泌。此方植物蛋白和动物蛋白齐备，对产后贫血虚弱、营养不良、乳汁不足有良效。

　　此汤多吃易壅气、生痰，故体形肥胖、腹胀气滞、湿热痰火内蕴者不宜多吃。

艾灸暖宫又止痛

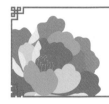

艾灸对补充阳气、祛除体内寒湿之邪特别有效，尤宜体质虚寒所致痛经、月经不调、宫寒不孕的女性调理，能全面改善虚寒体质，提高免疫力，预防经带病、妇科病。

女性艾灸最适合小腹和腰部穴位。因为腹部靠近子宫，腰部靠近肾脏，关乎整个肾气和生殖功能。经常艾灸这些穴位，可暖宫、强肾，对女性的经、带、孕、产有很好的保驾护航作用。

孕妇不可随意艾灸，以免造成胎动不安。

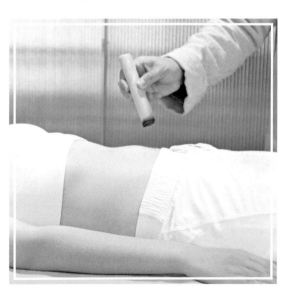

灸神阙穴

〔功效〕

补充阳气，调养脾胃，暖宫止痛，用于妇女宫寒不孕、虚寒腹痛、痛经、腹泻、四肢冰冷。

〔取穴〕

位于人体腹中，肚脐眼上。

〔做法〕

1 点燃艾卷，悬于神阙穴上3厘米处，灸5~10分钟。

2 也可在穴位上放置一块姜片，扎几个小眼，隔姜艾灸，借助姜的热力，效果更好。

3 或将食盐炒热后装入袋中，敷在神阙穴上，隔盐艾灸，热力保持更久。

灸气海穴

【功效】

提振元气，温暖子宫，养护生殖系统，用于虚寒乏力、月经不调、闭经、崩漏、带下、宫寒、妇科病、产后恶露不止。

【取穴】

脐下1寸半处。

【做法】

点燃艾卷，悬于气海穴上3厘米处，灸5~10分钟。

灸关元穴

【功效】

培元固本，补肾益气，调节内分泌，助孕，用于妇女宫寒不孕、闭经、冰品引发的痛经、体寒。

【取穴】

位于脐下3寸处。

【做法】

点燃艾卷，悬于关元穴上3厘米处，灸5~10分钟。

灸命门穴

【功效】

补益肾阳，助力生命之火，用于手脚冰冷、性功能障碍、月经不调、痛经、腰部酸痛、习惯性流产。

【取穴】

在腰部，后正中线上，第2腰椎与第3腰椎棘突之间（与肚脐水平）。

【做法】

点燃艾卷，悬于命门穴上3厘米处，灸5~10分钟。

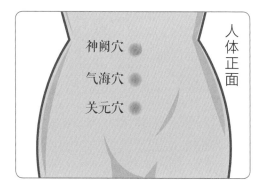

神阙穴

气海穴

关元穴

人体正面

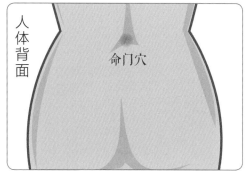

人体背面

命门穴

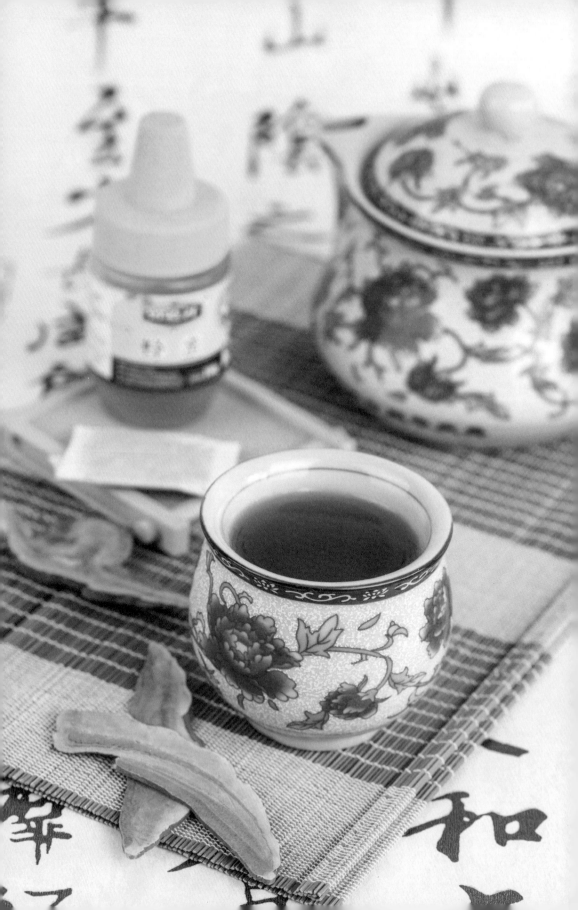

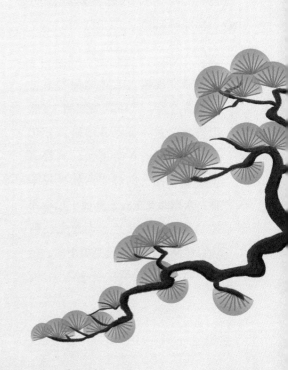

伍

老人
增强免疫的小金方

老人重在抗衰老，抗肿瘤，抗感染。

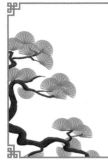

老人增强免疫，延缓衰老抗肿瘤

免疫力与衰老

衰老是自然规律，是生命由盛而衰的一个长期过程。从免疫学角度看，细胞免疫功能会随年龄增长而降低。当免疫功能生理性衰退发展到一定程度，机体就会出现病理性衰老，即老年人易为病原菌所感染，并易患肿瘤。

研究表明，人体胸腺可通过分泌胸腺素，产生免疫细胞（T淋巴细胞），并促进其增殖、分化和成熟。随着年龄增长，胸腺急剧萎缩，致使胸腺素活性极度降低。人到60岁左右，在血中已检测不到胸腺素的活性，而致免疫细胞日趋减少，人体免疫力下降。

从中医角度看，人体衰老与肾气虚衰密切相关。肾藏元气，为先天之本，五脏之根，生命之门。肾气充，元气盛，正气就强，机体免疫功能发挥正常。肾气衰，元气弱，正气虚，进而五脏虚衰，表现为各项生理功能退化，机体免疫功能低下，外邪侵犯易致感染，而内邪壅盛则易致肿瘤。

这一过程虽不可改变逆转，但可以控制延缓。在饮食上，多用补益正气、培元补肾的材料，如灵芝、人参、党参、黄芪、白术、枸杞、大枣、银耳、芝麻、核桃等，均有良好的延缓衰老、增强免疫作用，适合老年人调养。

免疫力与肿瘤

肿瘤是人体内的正常细胞在致癌因子的作用下发生突变，变异细胞不断分裂、增殖而产生的赘生物。肿瘤是一种衰老性疾病，其发生的原因和过程十分复杂，老年人是各类肿瘤的高发人群。

从中医角度，可以把肿瘤看作一种人体内生之阴邪，当人体阳气不足、正气衰弱、免疫力低下时，就难以控制阴邪肆虐而生。故抗肿瘤的方法其实与抗衰老异曲同工，都是要以扶正补虚、增强免疫力为主。除了补益虚弱的药食外，还有一些食材具有抗变异、抗病毒、解毒作用，如大蒜、白萝卜、胡萝卜、洋葱、西蓝花、茄子等，常食对预防肿瘤也十分有益。

免疫力与呼吸道感染

肺直接与外界相连，是对外免疫的第一战场。老年人呼吸道黏膜逐渐老化，局部抗体减少，呼吸肌衰弱，尤其易发肺部感染，而发复肺部感染还是引发肺癌的重要因素。

> 呼吸道急性感染：如因感冒引起重症肺炎、肺脓肿，危及生命。
> 肺部慢性炎症：如老年慢性支气管炎、间质性肺炎、肺纤维化、阻塞性肺气肿、肺结核等，反复发作，迁延不愈。

因此，老年人要特别重视养肺。补肺气，养津液，可令肺气充足，呼吸道黏膜濡润，免疫力提高，呼吸通畅，避免感染。

在日常生活中，要尽量减少吸烟、接触不良环境以及气怒悲郁等情绪，加上合理食疗，是最好的养肺法。

补益五脏抗衰老

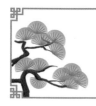

松子粥

〔出处〕

《士材三书》。

〔功效〕

生津润燥，延缓衰老，用于瘦弱枯槁、口燥干咳、肠燥便秘、肤干多皱、毛发干枯。

〔材料〕

松子仁30克，粳米100克。

〔调料〕

白糖适量。

〔做法〕

1 将松子仁焙熟。

2 锅中倒入粳米和适量水，煮至粥稠时放入白糖，略煮，盛入碗中，撒上熟松子仁即可。

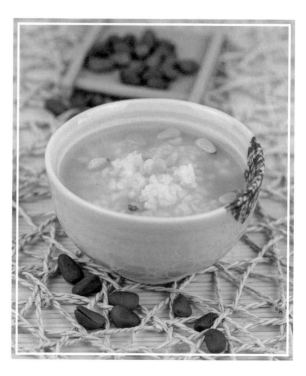

专家箴言

松子仁富含植物油脂、维生素E、锌等营养素，是延缓衰老、濡养津液、增强免疫的良药，阴虚枯瘦、外表苍老、皮肤干皱、毛发不泽、肠燥便秘、肺燥咳嗽的老人尤宜。《玉楸药解》说它"润肺止咳，滑肠通秘，开关逐痹，泽肤荣毛，亦佳善之品"。

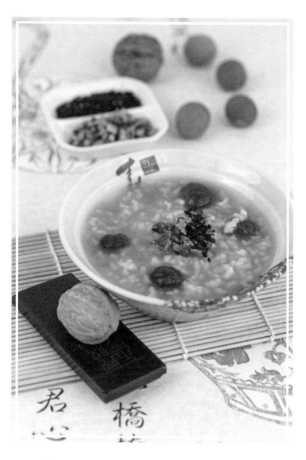

芝麻核桃阿胶粥

[出处]

民间验方。

[功效]

润五脏，抗衰老，用于贫血、皮肤干痒、面容憔悴、皱纹多生、须发枯白、脑力衰退、肠燥便秘、腰膝酸软、干咳。

[材料]

熟核桃仁、桂圆肉各15克，熟黑芝麻、阿胶粉各3克，粳米100克。

[做法]

1 将粳米淘洗干净；熟核桃仁捣碎。

2 锅中放入粳米和桂圆肉、锅中，加适量水，煮至粥稠，放入阿胶粉，略煮。

3 将粥盛入碗中，撒上核桃仁、熟黑芝麻拌匀食用。

专家箴言

核桃仁可补肾，益肺，润大肠，用于腰膝酸软、阳痿遗精、虚寒喘嗽、大便秘结、脑力衰退、皮肤干皱。黑芝麻滋补肝肾精血，润肠养肤，用于头晕眼花、耳鸣耳聋、腰脚痿软、白发脱发、肤干、便秘等。桂圆肉可补心脾，益气血，用于失眠心悸、体虚贫血。阿胶是养阴润燥的补血圣药。一起煮粥食用，可改善各类衰老症状，使五脏得养，容颜润泽。

驻春饼

[出处]

《瑞竹堂经验方》。

[功效]

健脾温肾，滋补强壮，令人青春常驻，用于容颜衰老、气短乏力、食少久泻、心悸失眠及虚弱型老年慢性病。

[材料]

白茯苓50克，白面500克，人参10克。

[调料]

川椒5克，盐2克。

[做法]

1 将白茯苓、人参、川椒研成粉末，加水煎取汤汁。

2 用白面加盐、汤汁，搅打成黏稠的面糊。

3 平锅上火烧热，倒入1勺面糊，摊平，烙至定形后翻面，烙至饼熟即成。

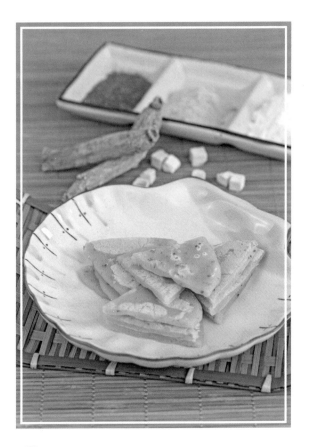

专家箴言

此方原名"驻春丹"，本书改良为常食的面饼，三餐均可当作主食。

人参补元气，茯苓去湿气，川椒活气血，与养护脾胃的白面一起，能起到补体虚、健脾胃、强体魄、抗衰老的效果。此饼适合气短乏力、食少久泻、早衰多皱、面色憔悴、心悸失眠的老年人常食，能让人气足体健，容颜不老，改善各类虚弱型慢性病。

有实证、热证者不宜多吃。

羊肉萝卜汤

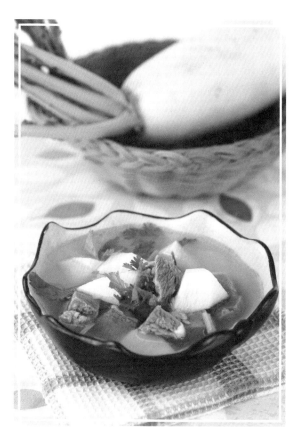

〔出处〕

《普济方》。

〔功效〕

益气补虚，温中健脾，助阳除邪，用于虚寒冷痛、气短乏力、瘦弱劳咳、腰膝酸软。

〔材料〕

白萝卜100克，羊瘦肉150克，香菜段适量。

〔调料〕

料酒、盐、胡椒粉各适量。

〔做法〕

1 将白萝卜洗净，切块。

2 羊瘦肉切块，焯水，放入锅中，加水烧开后撇净浮沫，倒入料酒，煮1小时，放入萝卜块、盐，继续煮10分钟，盛入碗中，加入胡椒粉和香菜段即成。

专家箴言

羊肉补肾阳，健脾胃，养气血，壮筋骨，适合肾阳不足、气血亏虚、虚劳羸瘦、腰膝酸软、虚寒冷痛者。白萝卜可消积滞，排浊气，化痰热，解毒通肠。《食性本草》说它"行风气，去邪热气"。

此方中羊肉扶正气，萝卜祛邪气，合用则能扶正祛邪，增强免疫力，补虚防病。

羊肉宜用精瘦肉，肥肉多吃易生痰。外感时邪或内有宿热者不宜多吃羊肉。

人参莲子汤

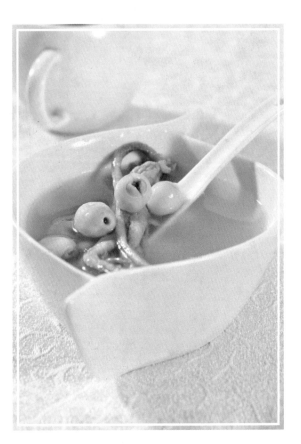

[出处]

《经验良方》。

[功效]

益气健脾，养心安神，用于神疲乏力、头晕眼花、心悸怔忡、失眠多汗、食少便溏、健忘、心衰等老年虚弱证。

[材料]

人参15克，去心莲子30克。

[调料]

冰糖20克。

[做法]

1 将人参、去心莲子同放蒸碗中，加适量水浸泡2小时，加入冰糖。

2 把蒸碗放入蒸锅，大火蒸1小时即成。

专家箴言

　　人参补元气，健脾胃，安心神。《神农本草经》说它"主补五脏，安精神，止惊悸，除邪气，明目，开心益智"。人参也是强心良药，对心阳虚衰所致心悸、失眠、健忘、大汗、心绞痛、心力衰竭等均有调养效果。

　　莲子可补脾止泻，养心安神，常用于脾虚久泻、心悸失眠等。《本草纲目》说它"交心肾，厚肠胃，固精气，强筋骨，补虚损"。

　　有实证、热证、便秘者不宜多吃。

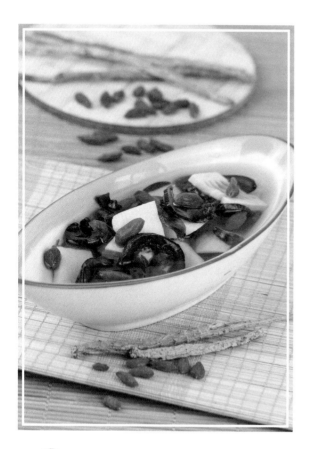

海参延年汤

〔出处〕

民间验方。

〔功效〕

补虚损，益精血，用于体倦乏力、头晕眼花、腰膝酸软及肝病、肾病、肺病、心血管等老年虚弱证。

〔材料〕

水发海参150克，党参、枸杞子各10克，冬笋30克。

〔调料〕

盐、鸡精各适量。

〔做法〕

1 将水发海参洗净，切丝；冬笋切片。

2 先将党参放入锅中，加水煮20分钟，滤渣留汤，再放入海参、冬笋片、枸杞子，煮15分钟，加盐、鸡精调味即可。

专家箴言

　　常食海参对增强免疫、延年益寿大有好处。海参可补肾益精，养血润燥，尤宜老人及病后精血亏损、虚弱劳怯者。党参补中益气，枸杞子滋补肝肾，合用善补气血两亏。

　　此方适合体倦乏力、头晕眼花、腰膝酸软、阳痿遗精、老人尿频、耳聋等虚弱病症。也可作为慢性肝炎、高血压、冠心病、糖尿病、贫血、肺结核、神经衰弱、癌症患者的辅助食疗品。

羊骨枸杞羹

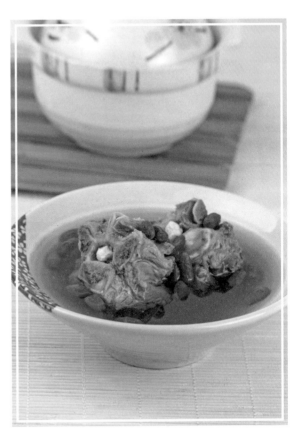

〔出处〕

《多能鄙事》。

〔功效〕

补肝肾，强筋骨，益精血，用于贫血、虚劳羸瘦、老人腰膝无力、筋骨挛痛。

〔材料〕

羊脊骨500克，枸杞子30克，葱段、姜片各适量。

〔调料〕

料酒、盐、胡椒粉各适量。

〔做法〕

1 将羊脊骨斩大块，焯水后洗净。

2 锅中放入羊脊骨，加适量水，烧开后撇去浮沫，放入枸杞子、葱段、姜片、料酒，煮1小时，加盐、胡椒粉调味，略煮即成。

专家箴言

羊脊骨益气养血，填精生髓，强筋壮骨，用于虚劳羸瘦、腰膝无力、筋骨挛痛。《本草纲目》说它"补肾虚，通督脉，治腰痛下痢"。枸杞子滋补肝肾，益精养血，常用于虚劳精亏、腰膝酸痛、眩晕耳鸣、血虚萎黄、目昏不明。二者合用，肝肾同补，抗衰老、补体虚、强筋骨的效果更好，尤宜瘦弱无力、筋骨痿软酸痛的老人。

体热火盛者不宜多吃。

玉灵膏饮

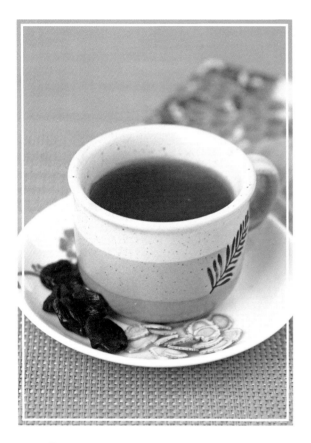

〔出处〕

《随息居饮食谱》。

〔功效〕

补益气血，安养心神，延年益寿，用于体弱神疲、虚劳羸瘦、面色萎黄、食欲不振、失眠多梦、心悸健忘，尤宜衰老虚弱者。

〔材料〕

龙眼肉30克，西洋参片3克。

〔调料〕

白糖适量。

〔做法〕

1 将龙眼肉和西洋参置于保温杯中，冲入沸水，加盖闷泡15~20分钟后饮用。

2 每日代茶频饮，最后将龙眼肉、西洋参吃掉，1日内服完。

专家箴言

　　龙眼肉补益心脾，养血安神，常用于气血不足、虚劳羸弱、心悸怔忡、健忘失眠、血虚萎黄。《神农本草经》说它"主五脏邪气，安志、厌食，久服强魂魄，聪明"。西洋参补气养阴，清热生津，用于气虚阴亏、内热烦渴、劳倦咳喘，适合阴虚内热者补益。

　　此方又名"代参膏"，《随息居饮食谱》说此方"凡衰羸老弱，别无痰火便滑之病者，每以开水瀹服一匙，大补气血，力胜参芪"。

　　痰火内盛或湿热蕴阻者不宜多吃。

枸杞酒

[出处]

《延年方》。

[功效]

补益精血，延缓衰老，用于眩晕耳鸣、血虚眼花、腰膝酸软、倦怠萎靡、阳痿早泄、面容萎黄、衰老干皱、白发脱发。

[材料]

枸杞子100克，白酒1000毫升。

[做法]

1 将枸杞子洗净，沥干水分。

2 将枸杞子倒入干净的瓶中，灌入白酒，密封瓶口，放置阴凉通风处15日以上。

3 每次取10~30毫升，温热饮用，勿醉为宜。

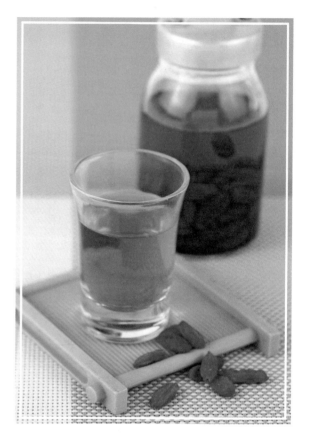

专家箴言

　　枸杞子可补益肝肾，益精血，明目视。久服枸杞酒，可补精气不足，益人颜色，明目安神，益智健脑，坚筋强骨，令人轻身不老、耐寒暑，尤宜老年人常饮保健。酒可散瘀通络，活化气血，增强药力，祛寒止痛。《延年方》中记载："枸杞子酒。补虚，长肌肉，益颜色，肥健人。"

　　饮酒不可过度，白酒每天不宜超过25毫升。外邪实热、脾虚有湿者不宜多饮。

牛奶核桃饮

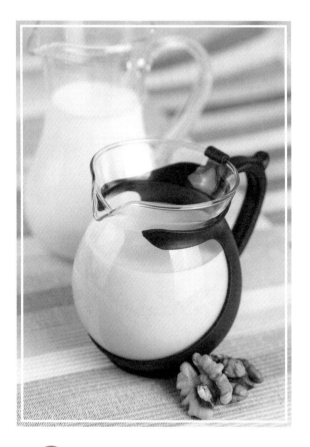

〔出处〕

民间验方。

〔功效〕

润发乌发，养颜去皱，健脑壮骨，润肺止咳，用于毛发干枯、皮肤不润、骨质疏松、失眠健忘、肠燥便秘、燥咳。

〔材料〕

去皮核桃仁30克，牛奶500毫升。

〔调料〕

白糖适量。

〔做法〕

1 将去皮核桃仁研成核桃仁细粉。

2 锅中倒入牛奶，煮沸后放入核桃仁粉和白糖，略煮即成。

专家箴言

核桃仁是润肤乌发、健脑益智、强壮筋骨、温肺润肠的天然食物，老人抗衰的至宝。牛奶能润肺燥，美肌肤，壮骨骼，是补钙的首选食品。

二者合用，是抗老防衰的良方，适合皮毛干枯、皮肤瘙痒、腰酸腿痛、筋骨痿软、失眠健忘、脑力衰退、肠燥便秘、肺燥咳嗽者，老年人尤宜。

痰湿肥胖、便溏腹泻者不宜多饮。

扶正补虚防肿瘤

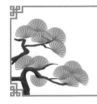

仙人粥

[出处]

《太平圣惠方》。

[功效]

补肝肾，益精血，用于肝肾不足、精血亏虚所致衰老诸症，预防肿瘤。

[材料]

制何首乌10克，大枣30克，粳米100克。

[调料]

冰糖适量。

[做法]

1 将制何首乌用水泡半小时，放入砂锅中，加适量水煮20分钟，去渣留汤。

2 汤中放入粳米、大枣、冰糖，煮至粥稠即可。

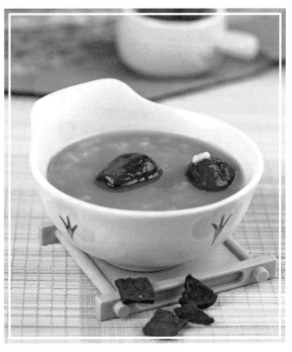

专家箴言

制何首乌可补肝肾，益精血，乌须发，强筋骨，常用于血虚萎黄、眩晕耳鸣、须发早白、腰膝酸软等老年虚弱证。搭配健脾养血的大枣，扶正补虚的效果更好，不仅能抗衰老，还能预防虚弱而生肿瘤。

生何首乌毒性强，必须用经过炮制的制何首乌，且应先用水泡一段时间再用。大便溏泻及痰湿较重者不宜多吃。熬此粥忌用铁锅。

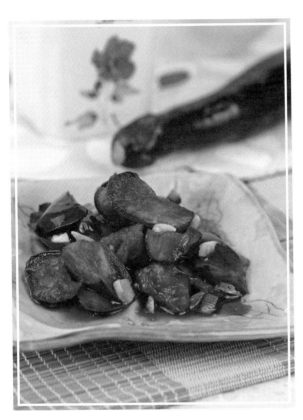

大蒜烧茄子

[出处]

民间验方。

[功效]

清热消肿，散血宽肠，预防
肿瘤，用于肠风下血、便
血、痔血及肠胃肿瘤。

[材料]

茄子300克，蒜蓉20克，葱
花适量。

[调料]

酱油、盐、鸡精各适量。

[做法]

1 茄子洗净，切成滚刀块。

2 炒锅倒入油烧热，下葱花
炒香，放入茄块，炒至发
油亮时加酱油和水，烧5分
钟，加盐、鸡精调味，放
蒜蓉，炒出蒜香味即可。

专家箴言

　　茄子有清热活血、散血宽肠、消肿止痛的
功效，常用于肠风下血。茄子富含的龙葵碱可
抑制消化系统肿瘤的增殖，对防治胃癌、肠癌
有一定的功效，且有抗衰老作用。

　　大蒜中的大蒜素也是有效的抗癌物质，尤
其对预防胃癌、肠癌、鼻咽癌有作用。

　　此方也适合高血压、高脂血症患者常食。
茄子皮中抗癌物质丰富，食用时不要丢弃。

　　茄子性寒滑利，脾胃虚寒、慢性腹泻、消
化不良者不宜多食。

洋葱胡萝卜番茄蛋

〔出处〕

民间验方。

〔功效〕

增营养，抗氧化，抗肿瘤，用于免疫力低下及各类肿瘤。

〔材料〕

洋葱、胡萝卜、小番茄各150克，鸡蛋2个。

〔调料〕

盐、胡椒粉各适量。

〔做法〕

1 将洋葱、胡萝卜分别取外皮，洗净，切块；小番茄洗净，对半切开；鸡蛋先用油锅炒熟，备用。

2 锅中倒油烧热，下洋葱块炒出香味，放入胡萝卜块和小番茄，翻炒2分钟，放入鸡蛋和调料炒匀即可。

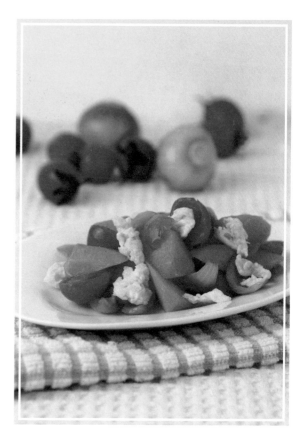

专家箴言

洋葱富含植物抗菌素及维生素C、硒等抗癌物质，尤其是硒，是常用于抑制肿瘤细胞分裂生长的抗氧化剂。胡萝卜提供大量维生素A，能提高黏膜组织的免疫力，抗溃疡，抗感染，抗肿瘤，阻止癌前病变。番茄中维生素C、番茄红素的含量高，可降低胰腺癌、直肠癌、喉癌、口腔癌、乳腺癌、前列腺癌等癌症的发病风险。鸡蛋是全营养食物，且易于消化吸收，适合虚弱者补益。

虫草鸭汤

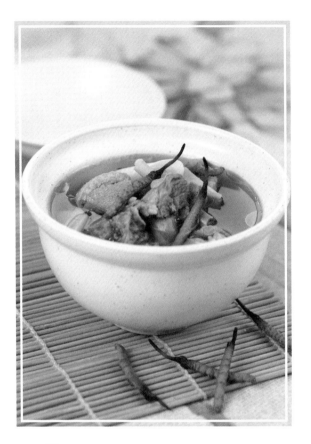

〔出处〕

《本草纲目拾遗》。

〔功效〕

补虚益气，止咳化痰，增强免疫，用于老人肺虚久咳、老慢支、肺部感染、肺癌体虚。

〔材料〕

老鸭500克，冬虫夏草5克，葱段、姜片各15克。

〔调料〕

料酒15克，盐适量。

〔做法〕

1 将老鸭洗净，切块，焯水后放入砂锅，加足水煮沸，撇净浮沫。

2 放葱段、姜片、料酒，改小火煮1小时，撇去浮油，放入冬虫夏草，继续煮1小时，加入盐，再煮10分钟即可。

专家箴言

冬虫夏草可补肺益肾，止血化痰，常用于久咳虚喘、劳嗽咯血、肺结核、老慢支等虚弱型肺病。研究表明，虫草可增强巨噬细胞吞噬功能及体液免疫功能，并能调节免疫反应，减少肺部感染，预防癌变发生发展。

鸭肉是凉补气血的滋补佳品，适合阴虚内热、痨热骨蒸、热咳、水肿者调补。《本草汇言》说它"滋阴除蒸，化虚痰，止咳嗽"。尤宜阴虚内热者补益体虚。

急性支气管炎、外感表邪者不宜食用。

党参黄芪甲鱼汤

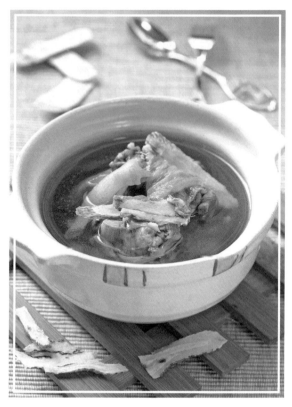

[出处]

民间验方。

[功效]

大补气血，扶正补虚，用于久病体虚、营养不良、肝癌、肺癌、白血病及术后元气大伤。

[材料]

净甲鱼200克，党参、黄芪各15克，姜片适量。

[调料]

料酒20克，盐各适量。

[做法]

1 将净甲鱼剁成块，焯水后放入砂锅中，加适量水烧开，去浮沫。

2 放入党参、黄芪姜片和料酒，小火煮1小时，至肉烂汤浓，加盐，略煮即可。

专家箴言

甲鱼是大补阴血、疗补虚劳的常用强壮滋补品，且有促进免疫、消除结块、抑制结蹄组织增生等作用。《随息居饮食谱》说它"滋肝肾之阴，清虚劳之热"。其鳖甲有软坚散结、退热除蒸的作用。阴虚发热、肺结核、肺癌、肝癌、急性淋巴细胞白血病患者及术后元气大伤者均宜食用甲鱼调养。

党参、黄芪是补益气血的常用药，合用增免疫效果最佳。与甲鱼搭配，可气血双补，扶助正气，补益虚损，缓解症状，促进康复。

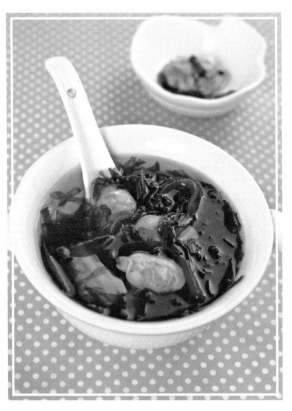

紫菜蛤蜊汤

[出处]

民间验方。

[功效]

消痰软坚，解毒散结，滋阴养血，用于各种脂肪瘤、囊肿、硬结、增生、肿瘤。

[材料]

紫菜10克，蛤蜊150克。

[材料]

料酒、盐、胡椒粉各适量。

[做法]

1 将蛤蜊下开水锅焯烫至壳开，捞出，取蛤蜊肉，洗净；紫菜用水泡开。

2 锅中加入适量水烧开，放入蛤蜊肉、紫菜，再煮沸，倒入少许料酒，加入胡椒粉、盐调味即可。

专家箴言

　　紫菜、蛤蜊（贝类）等海产品是抗癌的天然良药。一是营养丰富，富含蛋白质、钙、铁、锌、碘等，对增强免疫十分有效。二是有软坚散结的作用，对抑制各类增生、囊肿、硬结、肿瘤均有一定效果。《本草纲目》记载，许多海产食物均有"消疝瘕、积块、结核"的作用。三是滋阴养血效果好，且油脂少、不滋腻，癌症及放化疗患者普遍阴虚燥热、胃口不佳、口干咽痛，尤其适合此类食物。

灵芝炖鸡

[出处]

民间验方。

[功效]

增强免疫，抗肿瘤，抗衰劳，用于虚劳精亏、气血不足、神疲乏力及防治肝炎、肝癌、肺癌等。

[材料]

灵芝30克，净鸡250克。

[调料]

葱段、姜片各15克，料酒、酱油、盐各适量。

[做法]

1 将鸡剁成块，焯水，洗净。

2 锅中放入鸡块和适量水，烧开后撇去浮沫，放入灵芝、葱段、姜片、料酒、酱油，小火煮1小时，加盐，继续煮10分钟即成。

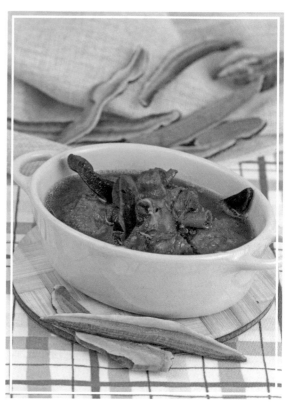

专家箴言

灵芝是一种免疫增强剂，可抗炎，保肝，抗氧化、抗衰老，抗肿瘤，抗放射损伤，是老年体衰者的保健良药。肺癌、肝癌及放化疗患者常食能改善不良反应，起到辅助治疗作用。

灵芝搭配温养气血的鸡肉，可补气血，疗虚羸，增免疫，尤宜老年免疫力低下、患肿瘤等虚弱型慢性病者，也适合手术后及放化疗患者调养。

有实证、热证、外邪者不宜多吃。

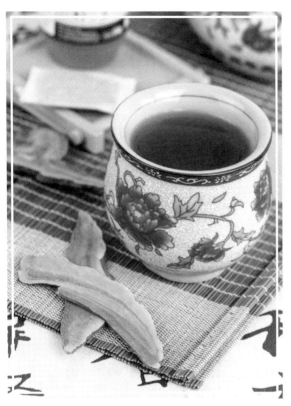

灵芝茶

[出处]

《中医药研究资料》。

[功效]

全面提高免疫力，防衰抗癌，用于老年虚弱所致慢性肝炎、肝癌、慢性气管炎、肺癌、冠心病等，并可改善耳聋、憔悴、神疲、食少、失眠、健忘等衰老症状。

[材料]

灵芝6克。

[做法]

将灵芝研为细末，置于茶壶中，冲入沸水，拌匀饮用。每日1剂。

专家箴言

灵芝也叫灵芝草，自古就有"仙草"之称，是传统抗衰良药、滋补强壮佳品。灵芝可补肾益精，止咳平喘，养心安神，常用于虚劳精亏、体倦神疲、耳鸣耳聋、咳嗽气喘、失眠心悸、消化不良、容颜憔悴等。《神农本草经》说它"主耳聋，利关节，保神，益精气，坚筋骨，好颜色"。《本草纲目》说它"疗虚劳"。《中国药植图鉴》说它"治神经衰弱、失眠、消化不良等慢性疾患"。抗肿瘤效果也十分显著。

润肺止咳防肺炎

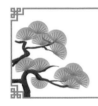

人参桑杏粥

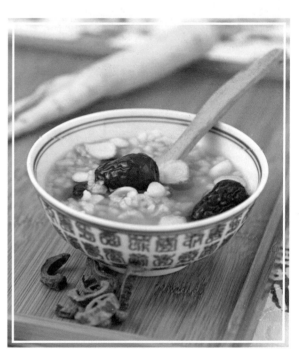

[出处]

《圣济总录》。

[功效]

补肺定喘，用于肺虚咳喘、喘急气短、久咳不愈、体弱食少、老年虚弱型慢性咳喘。

[材料]

粳米100克，人参片、杏仁各5克，生姜10克，桑白皮、大枣各15克。

[调料]

白糖适量。

[做法]

1 将桑白皮、生姜加足水分，煮20分，滤渣留汤。

2 汤中放入粳米、大枣、人参片、杏仁，再煮至粥稠，加白糖即可。

专家箴言

人参大补元气，益肺生津，适合肺虚咳嗽、气短喘促、津伤口渴者调补。桑白皮为桑树的干燥根皮，有泻肺平喘、利水消肿的功效，常用于肺热喘咳。杏仁止咳平喘，润肺祛痰。生姜散寒邪，止呕逆，化痰咳。大枣健脾胃，补中气，安心神。以上材料一起煮粥，适合虚弱型咳喘者补益调养，老年人尤宜。

实证、热证、有出血倾向者不宜多吃。

珠玉二宝粥

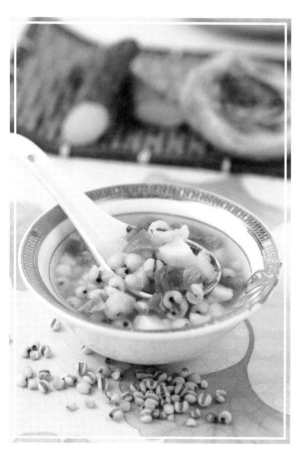

〔出处〕

《医学衷中参西录》。

〔功效〕

益肺补脾，止咳化痰，用于虚热劳咳、肺痿、肺痈、咳血、肺水肿等老年肺病。

〔材料〕

鲜山药100克，薏苡仁100克，柿霜饼80克。

〔调料〕

冰糖适量。

〔做法〕

1 将鲜山药洗净，去皮，切丁；柿霜饼切丁。

2 先将薏苡仁下锅，加适量水，煮至裂开花，再放入山药丁和柿霜饼丁，继续煮10分钟，最后加入适量冰糖，煮至山药、柿饼软烂、冰糖溶化即成。

专家箴言

　　山药健脾益气，养肺补肾，且气阴双补，适合气虚体弱、虚劳咳喘、气短乏力者。薏苡仁清热排脓，常用于肺痿、肺痈咯血、肺水肿。《药性论》说它"主肺痿肺气，吐脓血，咳嗽涕唾上气"。柿霜饼可清热、润燥、化痰，常用于肺热燥咳、咽干喉痛、口舌生疮、吐血、咯血等。《随息居饮食谱》说它"清肺。治吐血、咯血，劳嗽，上消"。

　　风寒咳嗽者不宜多吃。

核桃杏仁粥

[出处]

民间验方。

[功效]

润肺温肾，治咳、痰、喘，用于虚寒咳喘、肺燥干咳、老人体虚肺弱、慢性肺病。

[材料]

核桃仁、杏仁各15克，粳米100克。

[调料]

冰糖适量。

[做法]

1 将粳米淘洗干净。

2 锅中放入粳米、核桃仁、杏仁，加适量水烧开，撇去浮沫，中火煮30分钟，至粥稠时放入冰糖，再略煮即可。

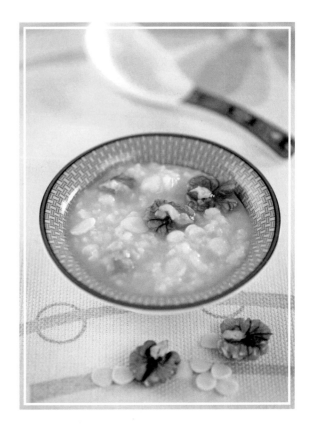

专家箴言

核桃仁温肺补肾，润燥止咳，且有定喘作用，适合肺肾虚弱、虚寒喘咳者。杏仁祛痰，止咳，平喘，对外感咳嗽、喘满、喉痹等均有良效，是养肺佳品。

此方润肺效果好，对咳、痰、喘都有防治作用，适合虚寒久咳喘息、肺燥干咳、形体瘦弱者，老年慢性肺病患者尤宜。

核桃仁、杏仁均多脂滑肠，故便溏、腹泻者不宜多吃。

玉竹蒸鸭

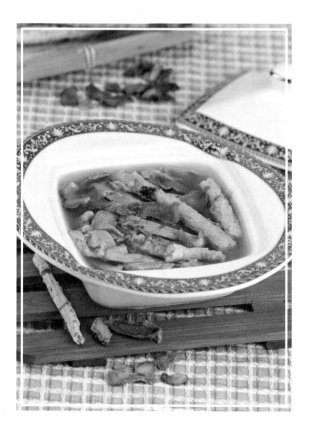

〔出处〕

民间验方。

〔功效〕

养阴润燥，养肺生津，用于阴虚肺燥、肺热咳嗽。

〔材料〕

玉竹、北沙参各10克，鸭肉250克。

〔调料〕

盐、鸡精各适量，鲜汤150毫升。

〔做法〕

1 将玉竹、北沙参用温热水泡发后放入大碗中。

2 鸭肉洗净，切厚片，放在玉竹、沙参上，浇上鲜汤。

3 把大碗放入蒸锅内，大火蒸1小时，取出，加盐、鸡精调味即可。

专家箴言

玉竹养阴润燥，生津止渴，常用于肺胃阴伤、燥热咳嗽、咽干口渴、肺痿。北沙参养阴清肺，祛痰止咳，用于肺热燥咳、劳嗽痰血、津伤口渴。

玉竹和北沙参经常共用，可增强养阴效果。二者搭配补阴虚、清虚热的鸭肉，适合阴虚肺燥或肺热所致的燥咳、口渴、咯血、心烦、低热等，慢性支气管炎、肺炎、肺结核、肺脓肿等肺部炎症、感染者尤宜。

风寒咳嗽及痰湿气滞者不宜多吃。

白果炒鸡蛋

〔出处〕

民间验方。

〔功效〕

化痰，止咳，平喘，用于肺结核、久咳虚弱、老人咳喘。

〔材料〕

白果仁10克，鸡蛋2个。

〔调料〕

料酒，盐各适量。

〔做法〕

1　白果仁放入沸水锅中，煮10分钟，至熟，捞出备用。

2　鸡蛋打入碗中，加入料酒和盐，搅打至出泡沫。

3　炒锅上火烧热，倒入油，烧至五成热时倒入鸡蛋液，翻炒至凝固，放入白果，炒匀即可出锅。

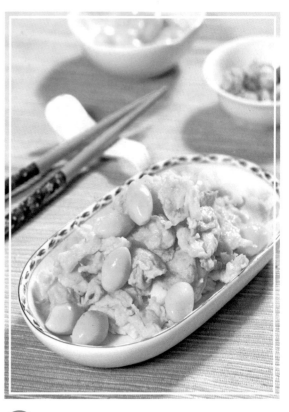

专家箴言

　　白果也叫银杏果，性涩而收敛，有敛肺、定喘的功效，兼有一定的化痰作用，是治疗喘咳痰多的常用材料。白果有抗菌作用，对结核杆菌作用极其显著，常用于治疗肺结核，可改善发热、盗汗、咳嗽、气喘、咳血、食欲不振等症状。《医学入门》说它"清肺胃浊气，化痰定喘，止咳"。鸡蛋可滋阴润燥，增加营养。

　　白果生食有毒，熟制后也不宜食用过量，成人每日不多于30粒，10岁以下小儿不多于5粒。有实邪者忌食白果。

冰糖银耳
燕窝羹

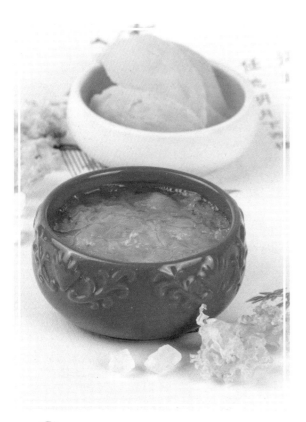

〔出处〕

民间验方。

〔功效〕

益气养阴，润燥生津，润肺止咳，用于久病虚损、虚弱型老年肺病咳喘、痰血。

〔材料〕

燕窝3克，水发银耳30克。

〔调料〕

冰糖20克。

〔做法〕

1 将燕窝用温水浸泡至松软，择去毛，洗净，撕成细条；银耳，洗净，撕成小块。

2 银耳、燕窝和冰糖放入蒸碗，加适量水，上蒸锅，大火蒸1小时即可。

专家箴言

　　银耳可润肺生津，滋阴润燥，是常用的滋补品，对虚劳咳嗽、痰中带血、津少口渴、病后体虚、气短乏力等均有调养作用，并有利于提高肺部免疫力。燕窝可养肺阴，化痰咳，常用于肺阴虚弱痨咳、痰喘、咳血等。冰糖既可调味，又有止咳化痰的作用。

　　此方是民间传统养阴润肺食疗方，适合阴虚燥咳、痰血、口咽干燥者，虚弱型老年肺病患者尤宜。

　　湿痰停滞及有表邪、风寒咳嗽、湿热痰咳者不宜多吃。

蜂蜜炖梨

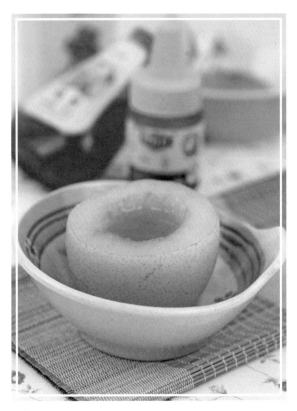

[出处]

民间验方。

[功效]

养阴生津，润燥止咳，用于肺燥咳嗽、咽干口渴、咽痛、内热烦渴，并预防感冒、肺炎等呼吸道疾病。

[材料]

雪梨1个。

[调料]

蜂蜜30克。

[做法]

1 将雪梨洗干净，从上方1/3处横刀切开，挖去梨核，制成梨盅。

2 将梨盅放入蒸碗，向梨盅里灌入蜂蜜，盖上梨的上半部分，码入蒸锅。

3 蒸锅上火，大火蒸30分钟左右即可。连梨带蜂蜜一起食用。

专家箴言

梨可生津润燥，清热化痰，适合肺燥咳嗽、咽干口渴、咽喉肿痛、声音嘶哑、内热烦渴者食用。在雾霾天或空气质量差时，常食可濡润呼吸道黏膜，增强免疫力，养肺护咽，预防感冒、肺炎等呼吸道疾病。

此方是传统民间验方，"秋梨膏"即以本品为主料制成，尤宜秋冬季节以及空气质量不佳时服食，养肺防病，老少尤宜。

脾胃虚寒、便溏泄泻、寒咳者不宜吃生梨，煮熟后热食是可以的。

天花粉麦冬饮

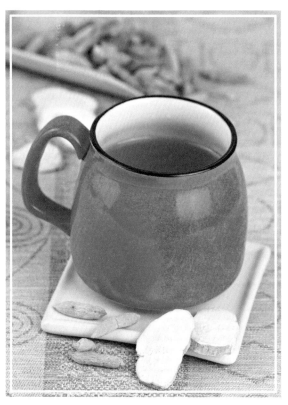

〔出处〕

民间验方。

〔功效〕

润燥排脓，用于肺燥咳血、肺炎、肺结核、肺脓肿，可预防呼吸道感染。

〔材料〕

天花粉、麦冬各10克。

〔调料〕

白糖适量。

〔做法〕

1 锅中放入天花粉、麦冬，加适量水，煮40分钟，滤渣取汤。

2 汤中调入白糖，分成2份，早、晚各服1次。

专家箴言

　　天花粉即为栝楼根，可清热生津，润肺化痰，消肿排脓，常用于肺热燥咳、咳血、热病烦渴等。《滇南本草》说它"止咳嗽带血"。《本草正义》说它"凉心肺，解热渴，降膈上热痰"。《医学衷中参西录》中说它"能生津止渴，故能润肺，化肺中燥痰，宁肺止嗽，治肺病结核"。其有抗菌、抗病毒的免疫作用，可抗肺炎等肺部感染。麦冬可养阴生津，润肺清心，常用于肺燥干咳、虚痨咳嗽、津伤口渴、咽喉肿痛等。

　　虚寒滑泄、寒痰稀白者不宜多饮。

艾灸助阳可防病

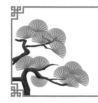

艾灸对老年人防病抗病、延年益寿很有好处。艾灸相关穴位可以补充人体阳气，祛除寒湿之邪，调节脏腑功能，促进机休新陈代谢，提高免疫力，增加红细胞、白细胞的数量，增强巨噬细胞的吞噬能力。艾灸还是治疗老年慢性病的有效手段之一。老年人如能经常艾灸，便可起到补充阳气、防病抗病、抗老防衰、延年益寿的作用。

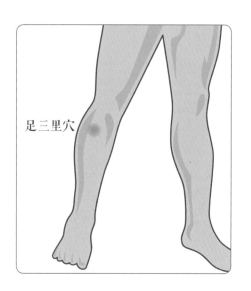

足三里穴

灸足三里穴

〔功效〕

调养脾胃，燥化脾湿，补益气血，促进代谢，延年益寿，又称为"长寿穴"，为强壮保健要穴。用于肠胃炎、"三高"等老年慢性病及免疫力低下所致各类虚损证。

〔取穴〕

在小腿外侧，外膝眼下3寸（4横指）处，左右腿各1个。

〔做法〕

1 点燃艾卷，靠近足三里穴上3厘米处，灸5~15分钟均可，以灸至局部稍有红晕为度。

2 脾胃虚弱、免疫力差的老人可每隔1~2天艾灸1次，每月10次左右，增强免疫效果很好。

灸中脘穴

［功效］

调和脾胃，用于脾胃病（食欲不振、腹胀、腹泻、腹痛、肠鸣、反酸、呕吐、便秘等）。脾胃得养，可避免虚弱及免疫力降低。

［取穴］

脐中上4寸处。

［做法］

点燃艾卷，悬于中脘穴上3厘米处，灸5~15分钟。

灸关元穴

［功效］

培元固本，补肾益气，扶正补虚，用于阳气虚衰、体寒肢冷、腹痛腹泻、气喘、尿频遗尿、尿路感染、阳痿遗精。

［取穴］

位于脐下3寸处。

［做法］

点燃艾卷，悬于关元穴上3厘米处，灸5~15分钟。

灸肾俞穴

［功效］

补益肾阳，调肾气，强腰膝，聪耳目，用于肾虚腰痛、肾病、水肿、尿频遗尿、阳痿、高血压、耳鸣耳聋。

［取穴］

在后腰，第二腰椎棘突旁开1.5寸处（与肚脐水平），左右对称各1个。

［做法］

点燃艾卷，悬于肾俞穴上3厘米处，灸5~15分钟。

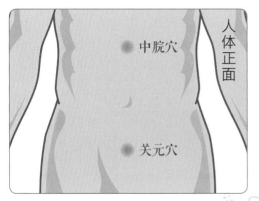

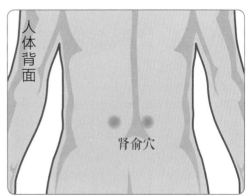

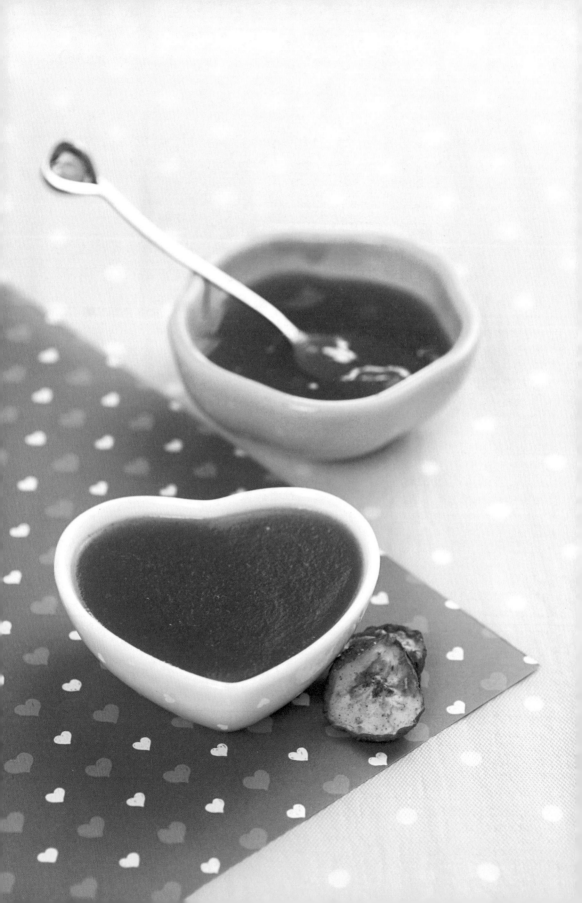

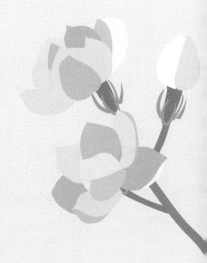

陆

儿童

增强免疫的小金方

儿童重在健脾胃，消食积，补肺气，抗过敏，促发育。

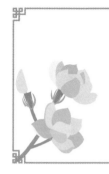

儿童增强免疫，健康成长少生病

儿童免疫的发展过程

刚出生的婴儿除了具有来自基因遗传的先天免疫外，还有通过胎盘及母乳从母体获得的免疫力，使其不易生病。

来自母体的保护一般会在6个月后逐渐消失，之后免疫力下降，再加上与外界接触增多，患病机会大大增加，所以，1~3岁的孩子可能会经常生病。男孩免疫力弱，往往比女孩得病更多，更难养。

3岁之后，孩子逐渐完善自己的免疫系统，生病就减少了，而整个免疫系统发育至成人水平一般要到15岁。这个免疫建立和完善的过程，对孩子一生的健康都非常关键，需要良好的营养，适当的锻炼，合理的调养。

儿童易患哪些疾病

感冒肺炎 肺部是人体最后发育的器官，也最为娇弱，故小儿"肺常不足"，肺功能弱，免疫力差，易被风、寒、暑、湿等邪气所伤而致病，易患感冒、咳嗽、百日咳、肺炎、腮腺炎、扁桃体炎等。

肠胃病

　　脾胃为后天之本，气血之源。小儿脾胃比较虚弱，消化功能差，一旦饥饱冷热没有控制好，就容易发生饮食积滞、呕吐、腹胀、腹痛、腹泻、厌食等状况。由于肠道免疫系统还未完善，菌群容易失调，如被病菌感染，易引起急性或慢性肠胃炎，这在2~6岁的小儿中比较多见。

喂养得当能防病

婴幼儿时期打好基础

　　坚持母乳喂养的孩子，有较好的免疫力，尤其是刚出生时的初乳，含有丰富的抗体，对宝宝特别有益。母乳喂养期间，孩子很少患病。建议母亲母乳混合喂养至1~2岁，这样孩子就打好了健康基础。

感冒肺炎早防治

　　小儿感冒是比较普遍的，但家长不可忽视，要及早调理治疗，严防拖成肺炎或其他炎症感染。反复感染会降低免疫力，影响孩子生长发育。

好习惯，好营养，预防肠胃病

　　从小养成良好的饮食习惯关乎一生健康。如定点定量用餐，讲究卫生，不吃不洁净的水及食物，少吃生冷寒凉，少饮冰水，少食油腻，避免进食过饱、过杂、偏食、太多零食等，可以预防大部分肠胃病。

　　养好脾胃是小儿补充营养、促进生长发育的关键。在喂养中既要保证营养充足，肉蛋奶饭菜齐备，又要注意软烂、易消化、少刺激、防积滞，对易过敏的食物提高警惕。减少肠胃病发作，孩子就能长得快，身体壮，少得病。

消食化积增食欲

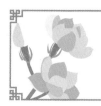

鸡内金粥

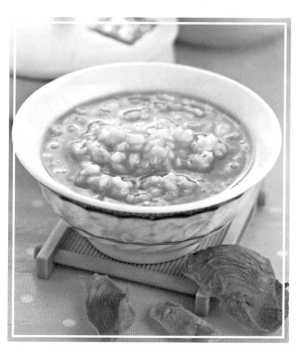

[出处]

《寿世新编》。

[功效]

健脾益胃，促进消化，消除食积，用于小儿食积腹胀。

[材料]

鸡内金5克，粳米60克。

[调料]

白糖适量。

[做法]

1 将鸡内金用小火炒至黄褐色，研成细粉。

2 粳米淘洗干净，放入锅中，加适量水，煮至粥成，兑入鸡内金粉，略煮即可。

3 每日早、晚分2次温热食用。

专家箴言

鸡内金也叫鸡肫皮，是鸡的干燥沙囊内壁。可健胃消食，常用于食积胀满、呕吐反胃、泻痢、小儿疳积、瘦弱等。《滇南本草》说它"宽中健脾，消食磨胃。治小儿乳食结滞，肚大筋青，痞积疳积"。《本草纲目》说它"治小儿食疟"。《要药分剂》中说："鸡肫皮能入肝而除肝热，入脾而消脾积，故后世以此治疳病（小儿疳积）也。"

二芽粥

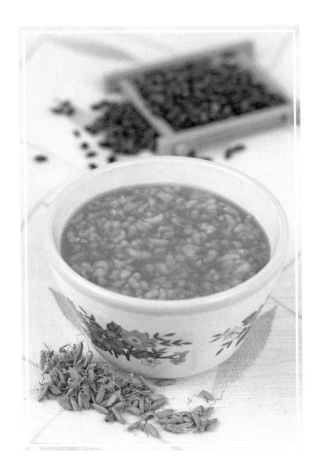

〔出处〕

《随息居饮食谱》。

〔功效〕

消食化积，用于小儿脾胃亏虚、消化不良、食积腹胀、饮食不下。

〔材料〕

炒谷芽、焦麦芽各10克，粳米60克。

〔调料〕

白糖适量。

〔做法〕

1 将谷芽、麦芽芽放入锅内，加适量水，浸泡5~10分钟，开火煮20分钟，滤渣留汤。

2 汤中加入淘洗好的粳米，补足水煮粥，待煮至粥熟后，加入白糖调味食用。

3 每日1剂，分早晚2次食用。

专家箴言

炒谷芽为稻谷发芽晒干后炒制而成，可消食和中，健脾开胃，常用于食积不消、腹胀口臭、脾胃虚弱、不饥食少、小儿疳积。《本草纲目》说它"快脾开胃，下气和中，消食化积"。

焦麦芽是将大麦芽炒至焦褐色而成，消食化滞作用更强，常用于食积不消、脘腹胀痛。

此方能促进消化而不伤胃气，尤宜小儿食积腹胀、饮食不下者。

锅焦山楂粥

[出处]

民间验方。

[功效]

补气健脾，消食导滞，用于小儿消化不良、食积腹胀、久泻不愈、不思饮食。

[材料]

锅巴60克，山楂干15克。

[调料]

白糖适量。

[做法]

1 锅巴捣碎；山楂干洗净。

2 锅中放入锅巴和山楂干，加适量水，大火烧开，撇去浮沫，改小火煮至粥成，放入白糖调味即可。

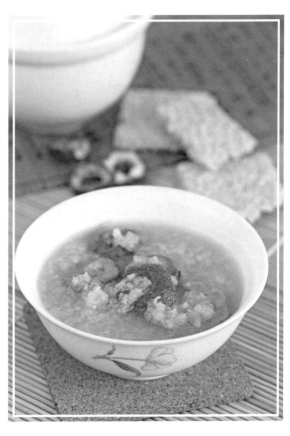

专家箴言

　　锅巴也叫锅焦、黄金粉，为烧干饭时所起的焦锅巴，是健脾胃、消食导滞的常用材料。《本草纲目拾遗》说它"补气，运脾，消食，止泄泻"。常用于小儿消化不良、食积腹胀、久泻不愈。

　　山楂可促进消化，尤善化解肉食积滞，与锅巴合用，可增强消积作用。

　　锅巴以焦厚不糊、色呈金黄者为佳，也可在市场直接购买成品。

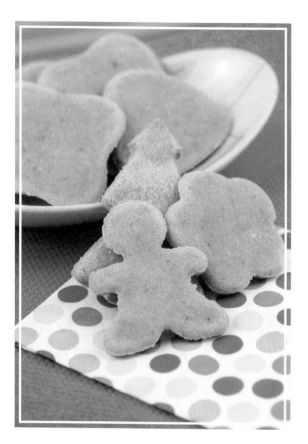

消积饼

[出处]

民间验方。

[功效]

健脾消积，用于儿童因脾胃虚弱所致饮食积滞、身体瘦弱、面色萎黄、腹胀食少。

[材料]

大麦芽粉50克，小米粉、大米粉、鲜山楂各100克，白糖30克，泡打粉10克。

[做法]

1 鲜山楂去核，打成山楂糊。

2 将山楂糊和其他各材料放入面盆中，加适量水，和成面团，静置30分钟。

3 把面团擀成薄饼，用模具刻出有造型的成饼干生坯。

4 将饼干生坯码入烤盘，放入预热的烤箱中，设置上下火，温度180℃，烘烤15分钟即成。

专家箴言

　　山楂可促进胃酸分泌，消食健胃，常用于肉食积滞、胃脘胀满、泻痢腹痛，尤宜小儿食积。大麦芽行气消食，健脾开胃，可用于食积不消、脘腹胀痛、脾虚食少，擅长消除淀粉性食物（米、面、薯、芋）积滞。

　　山楂、麦芽是常用的消导材料，与米粉合用制成饼，适合脾胃不健、食积腹胀的小儿作为日常主食或加餐点心食用。此饼性质温和，酸甜清香，各年龄的小儿均宜食用。

白萝卜汤

[出处]

《曲池妇科》。

[功效]

通气净肠，促进消食，用于小儿脾胃积食、积热、腹胀、便秘、消化不良。

[材料]

白萝卜100克，香菜段20克。

[调料]

盐、鸡精各适量。

[做法]

1 将白萝卜去皮，洗净，切成片。

2 锅中加适量水烧开，倒入白萝卜片煮10分钟，放入盐、鸡精调味，盛入汤碗，撒上香菜段即可。

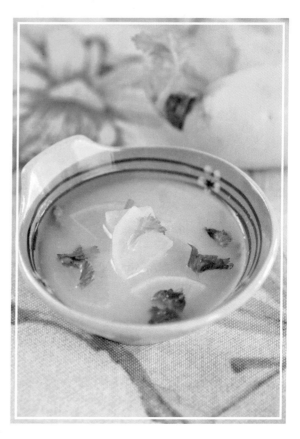

专家箴言

白萝卜含有很多糖化酶，这种酶能够分解食物中的淀粉等成分，使之被人体充分消化吸收。白萝卜的辛辣味主要来源于所含的芥子油，它能够促进胃肠蠕动，增进食欲，帮助消化。

此方能助消化、消食积、排浊气、促排便、消腹胀，对调理小儿肠胃特别有益，且能防止小儿痰热咳嗽及哮喘。饮食较多、体质偏热的孩子平日宜常备。

山楂糕

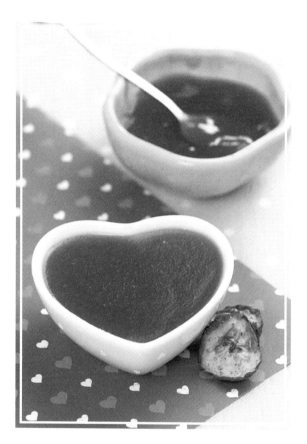

〔出处〕

民间验方。

〔功效〕

消食导滞，化瘀止痛，用于肉食积滞，对小儿乳食停滞有特效。

〔材料〕

鲜山楂500克，琼脂适量。

〔调料〕

白糖适量。

〔做法〕

1 将鲜山楂加水蒸烂，去皮、核，放入搅拌机打成极细的果泥。

2 锅中放入果泥和白糖，加适量水，小火煮开，加入琼脂，不停地搅拌，待琼脂溶化后离火。

3 晾温后盛入容器内，放冰箱冷藏2小时即成。

专家箴言

　　山楂也叫山里红、红果，其含有脂肪酶，能促进脂肪消化，并能增加胃消化酶的分泌，促进消化，调节肠胃功能。不论鲜果还是干品，都是小儿消积的常用材料。

　　以山楂为主料制成酸甜口味的点心，适合肉食过度、饮食油腻、脘腹胀满、消化不良者食用，尤宜小儿乳食停滞者。

　　此糕最好在餐后食用，胃酸过多、脾气虚弱者不宜空腹食用。

健脾益气止吐泻

鸡子饼

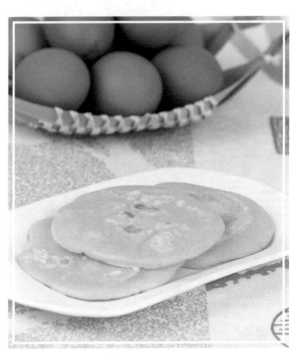

[出处]

《圣济总录》。

[功效]

增强营养，健脾止痢，用于小儿水泻、脐腹疼痛、赤白痢下日久不愈、小儿疳痢。

[材料]

鸡蛋3个，面粉300克。

[调料]

盐适量。

[做法]

1 面粉中打入鸡蛋，加少许盐，搅打成稠面糊。

2 平锅上火烧热，倒入1大勺面糊，烙至定形后翻面，待两面烙熟即可出锅，当作主食食用。

专家箴言

鸡蛋是含有完整蛋白质的高营养食物，且富含钙、铁、磷等营养素，是儿童增强营养、强壮体魄、提高免疫力的最佳食品。

鸡蛋可滋阴养血，解毒止痢。《日华子本草》中说鸡蛋"和光粉炒干，止小儿疳痢"。由小麦粉制成的白面也有健脾止泻的作用，与鸡蛋合用，尤宜脾胃虚弱、腹泻不止的幼儿。

痰饮、积滞及宿食内停者慎用.

莲子锅巴粥

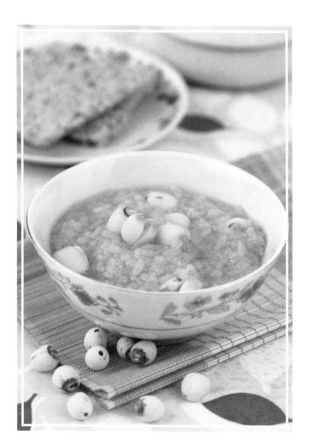

〔出处〕

《医贯奇方》。

〔功效〕

补中益气，健脾消食，止泄泻，用于小儿脾虚泄泻、水谷不化、呕吐不进食。

〔材料〕

锅巴70克，去心莲子30克。

〔调料〕

白糖适量。

〔做法〕

1 将锅巴捣碎成粉状。

2 锅中先放入去心莲子，加适量水，煮40分钟，至莲子变软。

3 再放入锅巴粉，继续煮20分钟，至粥稠时放入白糖，略煮即成。

专家箴言

　　锅巴也叫锅焦、黄金粉，为烧干饭时所起的焦锅巴。《本草纲目拾遗》说它"补气，运脾，消食，止泄泻"。常用于脾胃虚弱、消化不良、久泻等。莲子也是健脾止泻的常用食材，用于脾虚久泻、呕吐不进食。合用可加强益气止泻的效果。

　　此方对小儿及老人脾虚泄泻均有效。也可将锅焦和莲子研成粉，掺入饭、粥、饼等主食中，对日常养胃非常有益。

芦根粥

〔出处〕

《普济方》。

〔功效〕

清胃热，止呕吐，养津液，用于小儿胃热呕吐不下食、烦热口渴。

〔材料〕

芦根30克（或鲜品60克），粳米50克。

〔调料〕

生姜汁、蜂蜜各适量。

〔做法〕

1 芦根放入锅中，加适量水，小火煎煮20分钟，滤渣留汤。

2 汤中放入淘洗好的粳米，煮至粥稠，盛入碗中，加入姜汁和蜂蜜，搅匀即可。

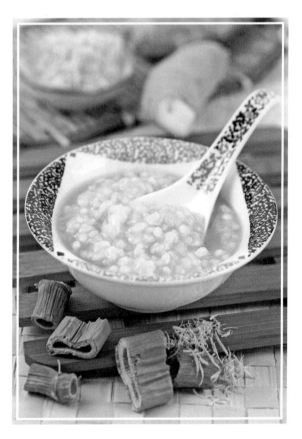

专家箴言

芦根为芦苇的根茎，可清热除烦，养胃生津，止呕吐，常用于热病烦渴、胃热伤津、呕吐、噎膈、反胃。《药性论》说它"能解大热，开胃。治噎哕不止"。《唐本草》说它"疗呕逆不下食、胃中热、伤寒患者弥良"。粳米可健脾养胃，生姜是止呕吐的特效药，蜂蜜有解毒和胃、保护黏膜的作用。此方尤宜小儿胃热呕吐不下食者。

脾胃虚寒者不宜。

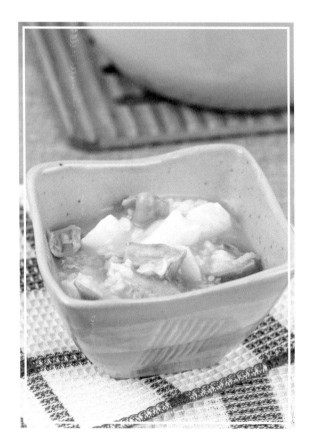

山药猪肚粥

[出处]

民间验方。

[功效]

补中益气，健脾止泻，增强体质，用于小儿消化不良、食少泄泻、面黄肌瘦。

[材料]

猪肚、山药、糯米各60克，生姜片6克。

[调料]

盐各适量。

[做法]

1 猪肚切块，焯水，洗净；山药去皮，洗净，切块。

2 锅中先放入猪肚块、生姜片，加足水，煮至半熟，再倒入粳米和山药块，继续煮至粥稠，加盐调味，略煮即可。

专家箴言

　　猪肚可补虚损、健脾胃，常用于虚劳羸弱、泄泻下痢、小儿疳积。《日华子本草》说它"补虚损，杀劳虫，止痢。酿黄糯米蒸捣为丸，甚治劳气，并小儿疳蛔黄瘦病"。山药补脾养胃，生津止泻，常用于脾虚食少、久泻便溏。糯米也有益气止泻的作用，《名医别录》说它"温中，令人多热，大便坚"。

　　此方适合面黄肌瘦、食少泄泻的小儿调养。老人虚弱食少者也宜常食。

栗子糊

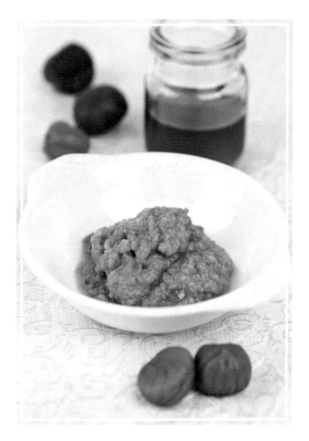

〔出处〕

民间验方。

〔功效〕

养胃健脾，补肾止泻，用于
小儿脾肾气虚、便溏腹泻、
食少瘦弱、脚弱无力、骨软
行迟。

〔材料〕

栗子500克。

〔调料〕

白糖适量。

〔做法〕

1 栗子去皮取肉，放入研磨
  器中研成粉末，晾干，装
  瓶保存。

2 每次取30克栗子粉，放入
  碗中，加入白糖，用热水
  冲调成糊状即可。

3 早、晚分别空腹食用。

专家箴言

栗子也叫板栗，可健脾胃，补肾强筋，
常用于反胃泄泻、腰脚软弱。《名医别录》
说它"主益气，厚肠胃，补肾气，令人忍
饥"。《食物本草》记："治小儿脚弱无
力，三四岁不能行步。"

此方适合小儿脾肾气虚所致食少腹泻、
水泻不止、瘦弱骨软、发育迟缓者常食。

栗子多食气滞难消，故积滞胀满、便秘
者不宜多吃。

姜奶饮

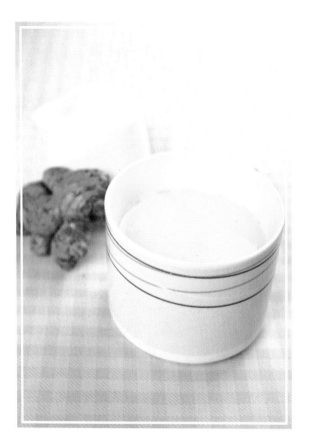

〔出处〕

《普济方》。

〔功效〕

温中止呕，降逆和胃，补虚散寒，用于小儿呕吐反胃。

〔材料〕

牛奶250克，生姜汁50毫升。

〔调料〕

白糖适量。

〔做法〕

1 牛奶和生姜汁倒入小奶锅中，小火加热，煮沸即关火。加入白糖搅匀，晾温后喂食。

2 1岁小儿每次饮15毫升，依小儿年龄加减量。

专家箴言

　　姜汁温中散寒，降逆止呕，是"止呕圣药"，对各类呕吐均有良效。《药性论》说它"生与干并治嗽，疗时疾，止呕吐不下食"。牛奶是高蛋白、高钙食品，有补虚羸、益肺胃、生津液的作用，并能养护肠胃黏膜。此方既能健脾胃、止呕逆，又能及时补充营养和水分，避免孩子因呕吐造成虚弱脱水。

　　牛奶要用新鲜原味的纯牛奶，不要用含乳饮料来代替。牛奶可用奶粉代替。

补益肺气止咳喘

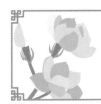

秋梨膏

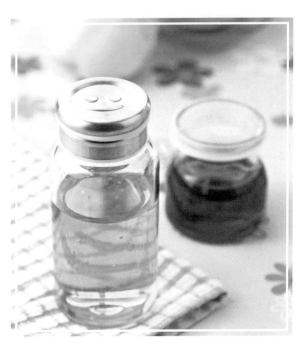

〔出处〕

《本草求原》。

〔功效〕

清心润肺，止咳平喘，生津利咽，养阴清热，用于防治小儿秋燥咳嗽、咽干。

〔材料〕

梨1个（或秋梨膏15克）。

〔调料〕

蜂蜜、姜汁各适量。

〔做法〕

1 将梨去皮、核，取果肉切小块，捣成梨汁或榨汁，加蜂蜜、姜汁温热服用。

2 或直接取秋梨膏15克，温水调服亦可。

专家箴言

梨生津润肺，止咳化痰；蜂蜜润肺燥，止干咳；姜汁温肺化痰。《本草求原》记载："咳嗽痰多：梨，捣汁用，熬膏亦良，加姜汁、白蜜。"此方适合肺热咳喘、咽喉肿痛、口燥咽干、痰多声哑的小儿日常饮服，并有预防呼吸道疾病的作用，最宜秋燥时节保养。

市售秋梨膏由梨、蜂蜜、姜汁等多种材料熬制而成，食用方便，尤宜小儿润肺。

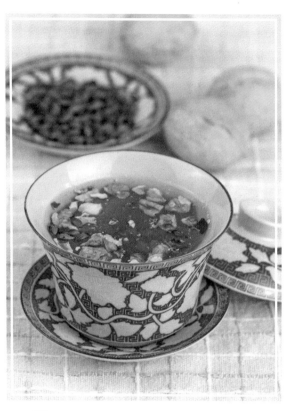

核桃麦芽煎

[出处]

《奇效简易良方》。

[功效]

补肾纳气，健脾消痰，用于小儿虚寒咳嗽、痰喘。

[材料]

核桃仁20克，麦芽10克。

[调料]

冰糖适量。

[做法]

1 将核桃仁捣碎，与麦芽一同放入锅中，加适量水，煮20分钟，加冰糖后略煮即可。每天1剂分次饮服。

2 也可将所有材料放入杯中，用沸水冲泡，代茶频饮。

专家箴言

核桃仁补肾纳气，温肺定喘，适合肾气不足所致小儿虚寒咳喘者。

麦芽即为大麦芽，可消食和中，下气消痰。《日华子本草》说它"温中，下气，开胃，止霍乱，除烦，消痰，破癥结。"《神农本草经疏》说它"消化水谷及一切结积冷气胀满。"

此方也有"小儿咳喘方"之名，善治小儿虚寒型咳嗽痰喘。痰热咳喘及阴虚火旺者不宜多饮。

萝卜蜂蜜煎

[出处]

《普济方》。

[功效]

清热润肺，下气宽中，消积滞，化痰热，用于小儿咳嗽及饮食积滞、反胃吐食、腹胀便秘。

[材料]

白萝卜60克。

[调料]

蜂蜜适量。

[做法]

1 将白萝卜洗净，切小块，放入打汁机中，搅打成糊状备用。

2 锅中放入萝卜糊和蜂蜜，加少量水，略煎煮即可。

3 食用时宜细细嚼咽。

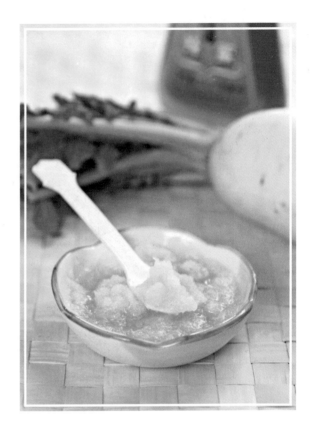

专家箴言

　　白萝卜可消积滞，化痰热，下气宽中，解毒，常用于咳嗽痰多、食积腹胀等。白萝卜是治疗小儿咳喘的常用食材，安全有效，常服久服无碍。对于儿童来说，"萝卜白菜保平安"所言不虚。萝卜不仅能用于咳嗽痰多，增强免疫力，预防感冒，还能消除饮食积滞，促进消化。感冒咳嗽和食积是儿童最为常见的病症，萝卜正好都能防治。

　　此方善治小儿咳喘，尤宜热性咳嗽者。肺寒咳嗽及寒泻者不宜。

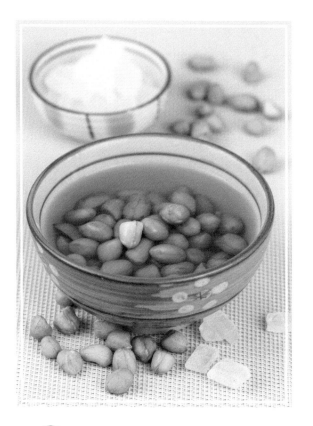

花生冰糖煎

〔出处〕

《杏林医学》。

〔功效〕

润肺止咳，用于干咳久咳、秋燥咽干、小儿百日咳。

〔材料〕

带红衣花生仁60克。

〔调料〕

冰糖适量。

〔做法〕

1 将花生仁放入锅中，加适量水，煮30分钟，至果仁软熟。

2 加入冰糖，继续煮5分钟即可食用。食花生仁，喝汤。

专家箴言

　　花生也叫落花生，有润肺的作用，常用于肺燥咳嗽，其煎汁可治疗慢性气管炎、肺出血等。《滇南本草》说它"盐水煮食治肺痨"。《药性考》说它"生研用下痰，炒熟用开胃醒脾，滑肠，干咳者宜餐，滋燥润火"。《杏林医学》中记载："治久咳、秋燥，小儿百日咳：花生（去嘴尖），文冰煎汤调服。"

　　体寒湿滞及肠滑便泄者不宜。

罗汉果饮

[出处]

《食医心鉴》。

[功效]

清热止咳，利咽润喉，润燥通肠，用于痰火咳嗽、急慢性咽喉炎、气管炎、扁桃体炎、音哑、小儿百日咳等。

[材料]

罗汉果5克。

[调料]

冰糖适量。

[做法]

1 将罗汉果破碎果壳、掰开果肉，放入杯中，加入冰糖，用沸水冲泡，盖闷15分钟后即可饮用。

2 每日1剂，代茶频饮。

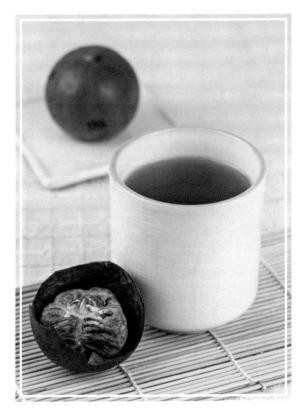

专家箴言

罗汉果是清肺利咽、化痰止咳的良药，常用于肺热痰火咳嗽、咽喉肿痛、喑哑失音、小儿百日咳等。《岭南采药录》说它"理痰火咳嗽"。

素有咽喉炎、扁桃体炎、气管炎等肺部疾患者及津伤口渴者，可将此方作为日常保健方，常饮有效。

罗汉果性凉，有清泻通肠作用，故脾胃虚寒、泄泻者不宜多吃。小儿风寒感冒咳嗽者勿用。

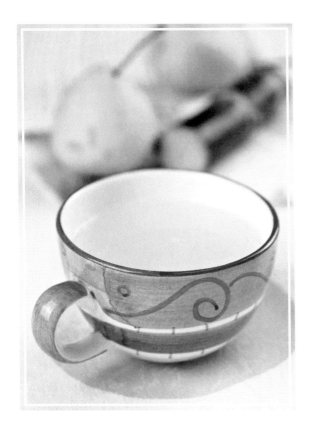

甘蔗梨茶

[出处]

民间验方。

[功效]

润肺生津，止咳化痰，清热利咽，用于小儿燥热咳嗽、痰喘、咽喉肿痛、口干烦渴。

[材料]

甘蔗、梨各100克。

[做法]

1 将甘蔗削皮，洗净，切成小块；梨去皮、核，取果肉，切小块。

2 把甘蔗、梨肉一起放入打汁机中，加适量水，搅打成汁，滤渣后饮用。

此饮甘甜适口，各年龄孩子都爱喝，秋燥季节饮用可润肺止咳，养护咽喉，预防风热感冒及肺燥热咳。

专家箴言

甘蔗清热生津，除热止渴，常用于发热口干、肺燥咳嗽、咽喉肿痛、心胸烦热、反胃呕吐、大便燥结等。

梨可生津润燥，清热化痰，用于热病烦渴、痰热咳嗽等。《食疗本草》说："胸中痞塞热结者可多食好生梨。"《日华子本草》说它"消风，疗咳嗽，气喘热狂；又除贼风、胸中热结；作浆吐风痰"。

甘蔗和梨都比较寒凉，脾胃虚寒、风寒咳嗽、痰白清稀者不宜饮用。

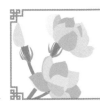

解毒透疹防过敏

赤豆荸荠粥

[出处]

民间验方。

[功效]

清热利湿，用于小儿湿热所致的湿疹。

[材料]

薏苡仁20克，赤小豆15克，荸荠50克。

[调料]

白糖适量。

[做法]

1 赤小豆提前浸泡涨发；荸荠去皮，洗净，切碎备用。

2 煮锅中放入赤小豆和薏苡仁，加适量水烧开，撇净浮沫，改小火煮1小时，至赤小豆开花时，放入荸荠继续煮5分钟，盛出后加白糖调味即成。

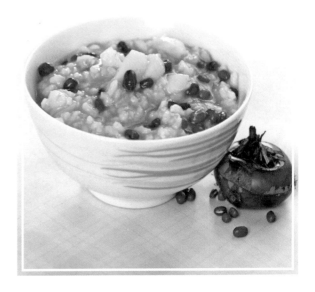

 专家箴言

薏苡仁健脾渗湿，清热排脓，常用于湿热内蕴之症，如水肿、泄泻、皮肤痈脓等。赤小豆清热解毒，利水消肿，善治湿热水肿以及一切痈疽疥疮和丹毒。荸荠清热止渴，利湿化痰，常用于热病烦渴、咽喉肿痛、口腔炎、湿热黄疸、小便不利、湿疹、麻疹等。

此方适合因湿热内蕴所致皮肤湿疹者食用。

乌梅豆煎

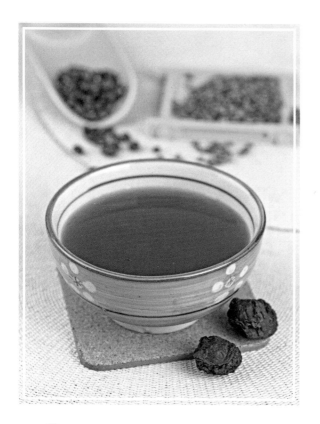

[出处]

《直指小儿方》。

[功效]

清热解毒，生津止渴，用于小儿疮痘、热渴、过敏。

[材料]

黑大豆、绿豆各15克，乌梅2个。

[调料]

冰糖适量。

[做法]

1 将黑大豆、绿豆用料理机打碎，装入调料袋。

2 锅中放入乌梅、冰糖和调料袋，加适量水，小火煮30分钟，取汤汁，分次饮服。

专家箴言

　　乌梅可养津液、除烦热，并对多种致病菌有抑制作用，常用于防治细菌性痢疾等肠道传染病、蛔虫病、钩虫病及皮肤真菌感染、疹癣、痘疮等皮肤病。

　　黑大豆可活血、利水、祛风、解毒，可用于痈肿疮毒，亦可外用。《本草纲目》说："治痘疮湿烂：黑大豆研末敷之。"绿豆也是清热解毒的常用品，治暑热烦渴，"疗痈肿痘烂"。

　　此方可治小儿热毒所致皮肤痘疹疮痈，并能解食物毒，对因食用过敏食物所致的皮肤过敏也有缓解作用。

芫荽发疹饮

〔出处〕

《岭南草药志》。

〔功效〕

透疹，清热，止渴，用于小儿痘疹疮疖、皮肤过敏等。

〔材料〕

芫荽60克，荸荠40克，胡萝卜90克。

〔调料〕

白糖适量。

〔做法〕

1 将芫荽择洗干净，切段；荸荠去皮，洗净，切片；胡萝卜去皮洗净，切片。

2 锅中放入各原料，加适量水，煮20分钟。

3 取汤汁，加入白糖，分次温饮。

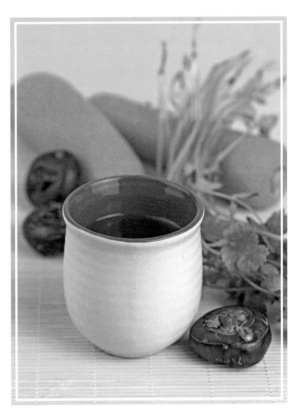

专家箴言

芫荽也叫香菜，可发表透疹，常用于小儿麻疹初起、透发不畅。《本草纲目》中说它："辛温香窜，内通心脾，外达四肢，能辟一切不正之气，故痘疮出不爽快者，能发之。"

胡萝卜可养血润燥，且富含胡萝卜素，尤善调养皮肤及黏膜组织，常用于麻疹、水痘、疖肿、皮肤过敏等。《岭南采药录》说它"凡出麻痘，始终以此煎水饮，能消热解毒"。荸荠清热利湿，可增强解湿热之毒的作用。此方内服、外用擦洗（不加糖）患处均宜。

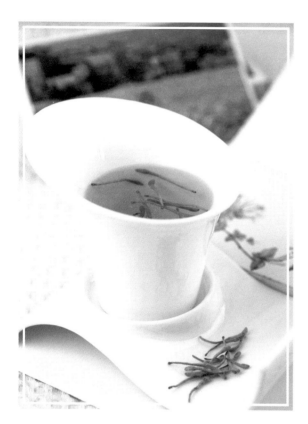

金银花饮

〔出处〕

《滇南本草》。

〔功效〕

清热解毒，用于疮疖肿毒、痱子、麻疹、湿疹、荨麻疹、皮肤过敏及感染。

〔材料〕

金银花5克。

〔调料〕

冰糖适量。

〔做法〕

1 将金银花和冰糖放入杯中，冲入沸水，闷泡15分钟即可饮用。

2 每日1剂，可多次冲泡，代茶频饮。煎水取汁饮用亦可。

专家箴言

金银花也叫忍冬花，可清热解毒，凉散风热，常用于痈肿疔疮、喉痹、丹毒、热毒血痢、风热感冒、温病发热等。《滇南本草》说它"清热，解诸疮，痈疽发背"。具有抗菌消炎作用，可用于有红肿热痛的疮痈肿毒，是防治皮炎、感染、过敏的解毒良药。

小儿患热毒疮痈、皮疹及过敏瘙痒时，可外用擦洗患处，也可将金银花水（不加糖）倒入澡盆中泡浴。内服加外用，效果更好。

脾胃虚寒、泄泻者忌服。

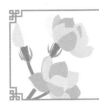

增强营养促发育

鸡肝粥

[出处]

《寿亲养老新书》。

[功效]

养肝明目，补血益精，用于肝肾不足所致面色萎黄、营养不良、小儿衰弱、遗尿。

[材料]

鸡肝70克，粳米100克。

[调料]

盐适量。

[做法]

1 将鸡肝洗净，切片，焯水；粳米淘洗干净。

2 二者一起放入锅中，加适量水，小火煮至粥稠，加少许盐，再略煮即可。

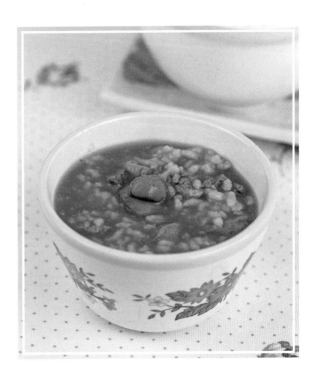

专家箴言

鸡肝可补肝血，疗虚损，增强肝脏造血机能，常用于肝肾不足所致的贫血、瘦弱萎黄、小儿疳积、视力不良、夜盲症、小儿遗尿。《现代实用中药》说它"适用于痿黄病，妇人产后贫血，肺结核，小儿衰弱"。

此方能增强体质，改善营养不良等虚弱状况，促进儿童生长发育。

花生核桃仁粥

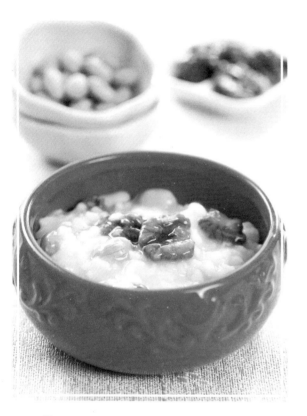

[出处]

民间验方。

[功效]

健脾补肾，补血益气，促进发育，用于小儿瘦弱贫血、发育迟缓、面色萎黄、虚弱久咳、筋骨不健等。

[材料]

粳米50克，花生仁、核桃仁各15克。

[调料]

白糖适量。

[做法]

1 锅中先放入花生仁、核桃仁，加适量水，煮20分钟。

2 再倒入淘洗好的粳米，继续煮30分钟，至粥稠时加白糖调味，晾温食用。

专家箴言

花生又叫长生果，有润肺火、健脾胃、补血止血的作用，还能促进脑细胞发育、增强记忆力、提高智力，特别适合营养不良、瘦弱萎黄、虚弱久咳、发育迟缓的儿童。

核桃仁可补肾固气，温肺润肠，强健骨骼，增强脑力，润肤生肌，有益生长发育。

花生最好在1岁以后再给孩子吃，以免发生过敏。核桃仁、花生等坚果食物一定要煮软烂，给幼儿吃时要切碎，避免卡嗓子。

此方有滑肠作用，大便溏泻者不宜多吃。

榛蘑炖鸡

[出处]

民间验方。

[功效]

强筋健骨，益气补虚，用于儿童佝偻病、个子矮、虚弱萎黄。

[材料]

鸡250克，水发榛蘑100克，葱段、姜片各20克。

[调料]

料酒、酱油、盐适量。

[做法]

1 将鸡剁成块，焯水；水发榛蘑择洗干净。

2 锅中放入鸡块，加适量水烧开，撇去浮沫，放入榛蘑、葱段、姜片，倒入料酒、酱油，小火煮1小时，加盐调味即成。

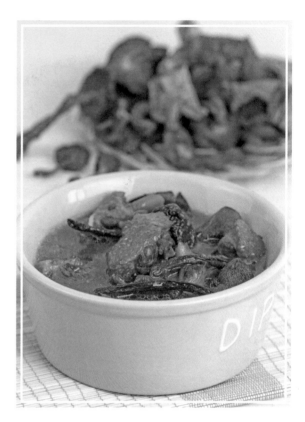

专家箴言

　　榛蘑可祛风活络，强筋壮骨，常用于腰腿疼痛、佝偻病、癫痫等症。榛蘑中含有丰富的维生素D，能促进人体吸收和利用钙质，故对强化骨骼、预防佝偻病有一定效果。鸡肉可温中益气，补精填髓，养血补虚，适合营养不良、贫血瘦弱者调养。二者合用能生肌肉，补气血，壮筋骨，长力气，让孩子长得高，更强壮。

　　体内有风热者不宜多吃。

黑芝麻糊

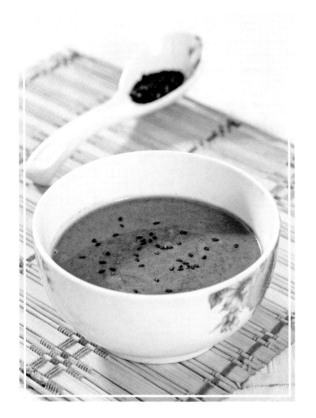

〔出处〕

民间验方。

〔功效〕

补益肝肾，养血益精，增强体质，用于瘦弱乏力、贫血萎黄、精神不振、脑力不足，老少皆宜。

〔材料〕

黑芝麻250克，糯米粉100克。

〔调料〕

白糖80克适量。

〔做法〕

1 将黑芝麻、糯米粉分别炒熟，与白糖混合，用研磨机研成混合粉，装瓶保存。

2 每次取粉30克，用沸水冲成糊状即成。

专家箴言

　　黑芝麻可滋补肝肾，益精养血，润肤养发，健脑明目，强筋壮骨，且含钙量极高，既能促进儿童成长发育，又能延缓中老年人早衰，可谓老少皆宜的天然滋补品。

　　此方尤宜瘦弱贫血、骨软乏力、发少枯黄的孩子以及用脑、用眼过度、精神疲倦的学生每日调养。秋冬干燥季节也宜常食。

　　肥胖多脂、中满积滞、痰湿、腹泻便溏者不宜多吃。

附录

中医防疫小金方

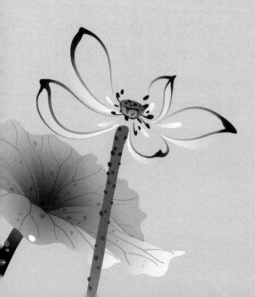

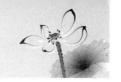

清瘟败毒饮

[出处]

（清）余霖《疫疹一得》。

[功效]

清热解毒，凉血泻火。主治一切火热之证，症见高热汗出、大热烦躁、渴饮干呕、头痛如劈、昏狂谵语，或发斑吐血、舌绛唇焦、脉沉细而数、或沉而数、或浮大而数等。

[处方]

生石膏30克，生地黄18克，知母、玄参各12克，牡丹皮、赤芍、黄连、栀子、黄芩、连翘、桔梗各9克，犀角、淡竹叶、甘草各6克。

[用法]

因症加减，煎汤服用。

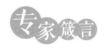

专家箴言

《历代名医良方注释》中说："本方为大寒解毒之剂。方中综合白虎、犀角地黄、黄连解毒3方加减，合为1方。白虎汤清阳明经大热，犀角地黄汤清营凉血，黄连解毒汤泻火解毒，加竹叶清心除烦，桔梗、连翘载药上行。共奏清热解毒，凉血救阴之功。"

此方是应对疫毒火邪，充斥内外，气血两燔证候的有效良方。目前对乙脑、流脑、败血症、流行性出血热、产后高热等病见于气血两燔证候者，也常用本方治疗。

此方为大寒解毒、气血两清之剂，能损人阳气，故素体阳虚，或脾胃虚弱者忌用。

藿香正气饮

〔出处〕

（宋）《太平惠民和剂局方》。

〔功效〕

解表祛暑，化湿和中。用于外感风寒、内伤湿滞、夏伤暑湿、头痛昏重、脘腹胀痛、呕吐泄泻、四时胃肠型感冒等。

〔处方〕

藿香（去土）90克，甘草（炙）75克，半夏曲、白术、陈皮（去白）、厚朴（去粗皮，姜汁炙）、苦桔梗各60克，大腹皮、白芷、紫苏叶、茯苓（去皮）各30克。

〔用法〕

上药加生姜3片、大枣1枚，水煎服用。

防疫故事

《重订通俗伤寒论》记载："吾绍地居卑湿，时值夏秋，湿证居十之七八，地多秽浊，人多恣食生冷油腻，故上吸秽气，中停食滞者甚多。此方温中化浊，主湿滞挟秽。"服此方有良效。

现代在我国夏秋季节遭遇水患后的南方地区，湿热秽重，大灾后多大疫，此方常用于预防，效果很好。

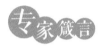

此方由"藿香正气散"改良而来。藿香埋气和中，辟恶止呕，兼治表里；苏芷桔梗，散寒利膈，以发表邪；厚朴大腹，行水消满，陈皮半夏，散逆除痰，以疏里滞；苓术甘草，益脾去湿，以补正气。正气通畅，邪逆自除。

其中，藿香对瘟疫防治功效强大。第一，可和中开胃，解暑，止呕止泻，辟秽化湿，促进消化，解胃肠痉挛疼痛。第二，可解表抗菌消炎，能扩张微血管而略有发汗作用，解除表邪，治疗外感表证。藿香对常见致病真菌及金黄色葡萄球菌、肺炎双球菌、绿脓杆菌、大肠杆菌、痢疾杆菌等均有抑制作用，并能升高白细胞，提高机体免疫力。此外，紫苏叶、白芷、桔梗也对多种致病菌有较强的抑制作用。

小儿和年老体虚者服用时应有医生指导。

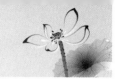

仙术汤

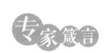

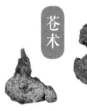

苍术

〔出处〕

（宋）《太平惠民和剂局方》。

〔功效〕

"辟瘟疫，除寒湿，温脾胃，进饮食，去一切不正之气。常服延年，明目驻颜，轻身不老"。用于寒湿困脾，中焦虚寒，胃脘胀满、嘈杂、疼痛，不欲饮食，喜暖困倦，头身沉重。

〔处方〕

苍术、白面（炒）各500克，茴香（炒，为末）、甘草（炒，为末）各60克，干枣（焙干，为末）200克，盐（炒）120克。

〔用法〕

上药一同和匀，用磁器盛之待用。每次用开水冲服30克，每日早晚2次。

苍术燥湿除满，茴香散寒醒脾，甘草、大枣补益脾胃，白面温养中气。此汤温脾除湿，开胃进食，用于脾胃虚寒、痰湿不化、胸闷纳呆、脘腹冷痛、大便溏薄、脉濡、苔白腻者。

苍术是常用的防疫良药，可燥湿健脾，祛风散寒，解郁辟秽，抵御风寒湿邪，常用于脘腹胀满、泄泻、水肿、风湿痹痛、风寒感冒等。《玉楸药解》说它"理吞酸去腐，辟山川瘴疠"。《本草正义》中说："苍术，气味雄厚，较白术愈猛，能彻上彻下，燥湿而宣化痰饮，芳香辟秽，胜四时不正之气，故时疫之病多用之。最能驱除秽浊恶气，阴霾之域，久旷之屋，宜焚此物而后居人，亦此意也。凡湿困脾阳，倦怠嗜卧，肢体酸软，胸膈满闷，甚至腹胀而舌浊厚腻者，非茅术（苍术）芳香猛烈，不能开泄。"

古人常用苍术烟熏进行消毒防疫。《本草纲目》记载："张仲景辟一切恶气，用赤术同猪蹄甲烧烟，陶隐居亦言术能除恶气，弭灾诊，故今病疫及岁旦，人家往往烧苍术以辟邪气。"《验方新编》记载："苍术末、红枣，共捣为丸如弹子大，时时烧之，可免时疫不染。"目前证实此法对结核杆菌、金黄色葡萄球菌、大肠、枯草及绿脓杆菌有显著的灭菌效果，与福尔马林相似，优于紫外线及乳酸消毒。

辟邪丸

[出处]

（明）李中梓《医宗必读》。

[功效]

辟瘟疫，适用于瘟疫兼有湿瘀之毒者。

[处方]

雄黄、丹参、鬼箭羽、赤小豆各60克。

[用法]

以上药材共研细末，炼蜜为丸，丸重6克。每日2~3次，温开水送服。

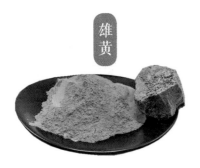

雄黄

专家箴言

原书按："此丸之妙，不知创于何人，可称仙药，设逢灾疫之年，修合施舍，功德莫大焉。""观辟邪丸组成，雄黄为君，辛温燥烈，解毒辟秽；鬼箭羽为臣，苦辛凉，凉血活血，解毒通络；佐以丹参凉血活血，安神消痈；赤小豆解毒排脓，通利小便，导邪热下行，为使。全方重在活血利湿解毒辟秽，故适用于瘟疫兼有湿瘀之毒者。"

雄黄也叫明雄黄、黄金石，为古代辟邪防瘟疫的常用药，可谓"以毒攻毒"。在疫毒传播过甚之时，或不得已要接触病人者，可用"辟瘟疫不相传染"的雄黄。如《验方新编》记载："雄黄研细末，水调，多敷鼻孔中，与病人同床，亦不传染，神方也。"端午节民间常饮的雄黄酒，也有祛邪辟毒、预防瘟疫的作用。

但因雄黄含有砷、汞等有毒物质，很难在药店购买，自行服用也确有危险，故此方还是要以医生根据情况开具，药店专业制作为宜。

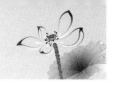

防疫故事

《余氏三世学验集粹》记载："清光绪四年（1878年），阜宁南窑地区疫病流行，往往举家辗转染病而无一幸免，奉仙公（余奉仙，晚清苏北三大名医之一，本书作者余瀛鳌之祖父）当时年轻行医不久，展阅多种方书后用《医宗必读》中辟邪丸（又名逐疫丹）施治……竟一一告痊。此方用雄黄、鬼箭羽以辟毒、除疫、清热，赤小豆利小便、去湿邪，丹参活血祛瘀、凉血散血。此方药味少而功效专，有显著效应。"

"南窑朱乐山家，夫人李氏于除夕先病，乐山亦病，由此渐及全家，雇工佣仆，固无一漏者，且彼愈此病，此病彼反，直至二麦登场（端午前后），合家未离病榻。"奉仙公荐服此丸，"不独各人俱服，身亦佩带，讵知否极泰来，从此一一告痊，不再反复矣。又光绪三十三年，唐家庄唐某，亦如朱之苦状，服丸以辟之。"

"中医研究院前任党委书记王发武（20世纪60年代曾兼任北京中医学院党委书记）言道，从北京调至河北省工作后，他所主管的一所大学及其周围地区有疫病传染，患者颇多。他检阅《余奉仙医方经验汇编》后，看到有辟邪丸治疗瘟疫的记载，遂以此方让师生及周围地区市民广泛服用，疫情很快获得控制。"

屠苏酒

[出处]

（东晋）葛洪《肘后备急方》。

[功效]

预防瘟疫，春节前后饮用可辟冬春疫病。

[处方]

大黄、川椒各35克，白术、桂心各20克，桔梗30克，乌头5克，菝葜15克（一方有防风25克）。

[用法]

上药细切，以绢囊包贮，除夕日正中时悬至井中至泥，正月初一取药，置酒中，煮数沸，先从小量饮起，多少不拘。

专家箴言

大黄泻滞浊之气，白术健脾燥湿，桔梗宣肺祛痰，川椒解毒杀虫，桂心活血散寒，乌头祛风除湿，菝葜温中散寒。此方能祛风散寒，温中健脾，有效预防瘟疫等传染病。《备急千金要方》说此方"岁旦辟疫气，令人不染温病及伤寒。"

防疫故事

"爆竹声中一岁除，春风送暖入屠苏。千门万户曈曈日，总把新桃换旧符。"饮屠苏酒是古代过年时的一种风俗，与门上挂桃符有类似的辟邪作用。

唐朝初年南方时有瘟疫发生，孙思邈在常州一带行医，不舍昼夜抢救病人。经过半个月的努力，瘟疫得到有效控制。然而过了不久，又从小孩到大人流行起来。为了长期地预防和治疗此病，他经过潜心研究，发现葛洪《肘后备急方》中有一道预防瘟疫的药酒比较适用。他便精心配制药酒，让未得病的人喝，结果瘟疫再也没有发生。为了普及防疫知识，他找来一大张黄绢，把药物组成及炮制方法全部写在上边，张榜公布在屠苏庵山门的柱子上，让人们广泛传抄，此方即被称为"屠苏酒"。后来岁末饮"屠苏酒"，"合家饮之，不病瘟疫"，便成为江南各地流行的习俗。

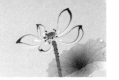

佩香囊

[出处]

端午节习俗。

[功效]

避邪驱瘟,预防传染病及五毒(蝎子、蜈蚣、蛇、壁虎和蟾蜍)。

[处方]

苍术、川芎、山柰、草果、白芷各30克,辛夷、薄荷各20克,细辛、艾叶各15克。

[用法]

上药切细,混匀,以每袋10~15克的量填入香囊中。香囊可挂在胸前随身携带,亦可放在枕边或悬于屋内。10天更换一次,以保持药效。

专家箴言

香囊的处方很多,常用苍术、辛夷、细辛、薄荷、白芷、丁香、佩兰、艾叶、冰片、藿香、樟脑、陈皮、苍耳子、紫苏、云香草等材料,多有祛风散寒、辛香开窍、化湿理气、芳香辟邪、驱虫防疫的作用。

香囊佩戴于胸前,药材的辛香走窜之气可直达鼻咽,由人体呼吸道吸入后,能刺激鼻、咽、肺的黏膜组织,增强黏膜抗体的产生,提高杀菌、抗病毒能力。香囊悬于室内或放在枕边,还能改善小环境的空气质量,从而起到防病效果,是简便易行的保健法。

防疫故事

佩香囊是端午节的习俗。古人认为五月五日是个不吉祥的日子,五月是毒月,五日是恶日。五月五日接近夏至,这一时期,蛇蝎毒虫等有害动物开始繁衍孳生,瘟疫极易流行。

故端午前后,家家门上要悬艾叶、菖蒲,房屋庭院用苍术熏蒸,成人饮雄黄酒并涂抹于儿童的面颊耳鼻,大人小孩均佩戴香囊。所有这一切都是一种卫生防疫的行为,就是为了预防春夏之交的传染病及毒虫侵害。

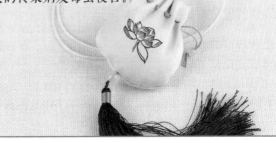

图书在版编目（CIP）数据

全家人快速提升免疫力的小金方 / 余瀛鳌，陈思燕编著 . —北京：
中国中医药出版社，2020.4（2023.4重印）
ISBN 978 - 7 - 5132 - 6155 - 5

Ⅰ . ①全… Ⅱ . ①余… ②陈… Ⅲ . ①验方 - 汇编
Ⅳ . ① R289.5

中国版本图书馆 CIP 数据核字（2020）第 037639 号

中国中医药出版社出版

北京经济技术开发区科创十三街 31 号院二区 8 号楼
邮政编码　100176
传真　010-64405721
河北新华第二印刷有限责任公司印刷
各地新华书店经销

开本 710×1000　1/16　印张 12　字数 134 千字
2020 年 4 月第 1 版　2023 年 4 月第 3 次印刷
书号　ISBN 978 - 7 - 5132 - 6155 - 5

定价　58.00 元
网址　www.cptcm.com

服务热线　010-64405510
购书热线　010-89535836
维权打假　010-64405753

微信服务号　zgzyycbs
微商城网址　https：//kdt.im/LIdUGr
官 方 微 博　http：//e.weibo.com/cptcm
天猫旗舰店网址　https：//zgzyycbs.tmall.com

如有印装质量问题请与本社出版部联系（010-64405510）